Gehan Amin
Gehan El-Samman
Hewida Hussein

Conhecimentos e práticas das mães de crianças com menos de 5 anos que sofrem de asma

Gehan Amin
Gehan El-Samman
Hewida Hussein

Conhecimentos e práticas das mães de crianças com menos de 5 anos que sofrem de asma

Diretrizes de avaliação exaustiva para mães de crianças asmáticas

ScienciaScripts

Cover image: www.ingimage.com

This book is a translation from the original published under ISBN 978-3-659-83278-9.

Publisher:
Sciencia Scripts
is a trademark of
Dodo Books Indian Ocean Ltd. and OmniScriptum S.R.L publishing group

120 High Road, East Finchley, London, N2 9ED, United Kingdom
Str. Armeneasca 28/1, office 1, Chisinau MD-2012, Republic of Moldova, Europe
Printed at: see last page
ISBN: 978-620-8-26995-1

ÍNDICE DE CONTEÚDOS

LISTA DE ABREVIATURAS

AIA	Aspirine Induced Asthma
Anti IgE	Anti Immunoglobulin E
BA	Bronchial Asthma
BUN	Blood Urea Nitrogen
CS	Corticosteroids
CUSPH	Cairo University Specialized Pediatric Hospital
CysLT1	Cysteinyl Leukotreine Receptor 1
DPI	Dry Powder Inhaler
EIA	Exercise Induced Asthma
ETS	Environmental Tobacco Smoke
FA	Food Allergy
FEV	Forced Expiratory Volume
FVC	Forced Volume Capacity
GERD	Gastro Esophageal Reflux Disease
HC	Head Cicumference
HRV	Human Rhino Virus
HT	Height
ICSs	Inhaled Corticosteroids
IgG	Immunoglobuline G
LABAs	Long Acting Beta Agonists
LTRAs	Leukotrine Receptor Antagonists

MDI	Metered Dose Inhaler
NSAID	Non Steroidal Anti Inflammatory Drugs
O2	Oxygen
PEF	Peak Expiratory Flow
PEFR	Peak Expiratory Flow Rate
PMNs	Poly Morpho Nuclear Leukocytes
RHV	Rhino Virus
RSV	Respiratory Syncytial Virus
SABAs	Short Acting Beta Agonists
VS	Vital Signs
WHO	World Health Organization

CAPÍTULO I

Introdução

A asma brônquica é a doença crónica mais prevalente na infância. Constitui um grave problema de saúde pública em todo o mundo (Ali et al., 2010). A nível mundial, a asma brônquica é um importante problema de saúde, especialmente entre as crianças, devido ao aumento da prevalência e ao aumento associado da sua morbilidade e mortalidade. O fardo da asma é de magnitude suficiente para justificar o seu reconhecimento como uma doença prioritária nas estratégias de saúde governamentais (Salama et al., 2010).

Kyle (2010) acrescentou que a incidência e a gravidade da asma estão a aumentar, o que está normalmente associado a uma utilização excessiva dos cuidados de saúde e a custos médicos significativos. Muitos factores podem ter contribuído para o aumento do problema da asma brônquica, o que pode estar relacionado com o aumento da urbanização, a rápida modernização, o aumento da poluição atmosférica, a natureza de longo prazo da doença, o subdiagnóstico, o fraco acesso aos cuidados médicos e/ou o subtratamento e a fraca educação sanitária sobre a natureza, a evolução e o tratamento da doença entre as crianças e os seus pais.

Não existe uma causa única conhecida para a asma. No entanto, alguns factores podem aumentar a probabilidade de a criança desenvolver asma. A asma pode ter uma série de factores desencadeantes, mas estes não afectam todas as crianças da mesma forma. Os factores desencadeantes da asma podem ser divididos em duas partes: factores do hospedeiro e factores ambientais. Os factores do hospedeiro são a predisposição genética, a atopia, o sexo e a infeção respiratória. Os factores de risco ambientais são os factores desencadeantes da asma interiores e exteriores. Os factores desencadeantes interiores mais comuns são os ácaros do pó da casa, o fumo do cigarro, o bolor ou a humidade, o antigénio das baratas e os animais de estimação (animais). Existem outros factores desencadeantes no interior da casa, como tintas, perfumes, produtos de limpeza e desodorizantes de ambiente. Os principais factores de desencadeamento no exterior são o pólen, os bolores, as alterações climáticas e a poluição atmosférica. Os poluentes atmosféricos mais comuns são as partículas, o ozono, o dióxido de azoto e o dióxido de enxofre (National Institutes of Health, 2012).

Os sintomas mais comuns da asma nas crianças incluem a sensação de falta de ar, pieira, que é um som de assobio quando a criança respira, acessos de tosse frequentes, que podem ocorrer durante as brincadeiras, à noite, ao rir ou ao chorar, e aperto dos músculos do pescoço e do peito. Os sintomas variam consoante as crianças, que podem apresentar um ou mais destes sintomas. Quando os sintomas da asma se agravam significativamente, tal pode estar relacionado com o início de um ataque de asma que inclui sibilos graves, aperto no peito ou falta de ar, e o inalador de alívio não ajuda tanto como habitualmente e a queda do pico de fluxo expiratório (Sharma, 2012).

Atualmente, a prevenção primária da asma não é possível. No entanto, na doença estabelecida, o controlo pode ser alcançado e mantido com um tratamento adequado. A gestão da asma crónica nas crianças centra-se na educação das crianças e das suas mães, na prevenção dos alergénios e no tratamento farmacológico. Os medicamentos para a asma dividem-se em duas categorias principais: medicamentos de controlo e medicamentos de alívio. Grande parte da gestão da asma foi delegada a enfermeiros especializados em asma, quer na prática clínica quer na comunidade (Shaaban et al., 2012).

A mãe desempenha um papel fundamental na adaptação da criança à doença, especialmente as crianças que sofrem de manifestações episódicas graves de asma, que sofrem de maior stress e ansiedade devido à sua doença e têm dificuldade em manter uma sensação de bem-estar. A mãe é considerada a principal responsável pela criança e é a primeira linha de comunicação entre a equipa de saúde e a criança. As crianças asmáticas necessitam de cuidados especiais que dependem principalmente dos conhecimentos da mãe e da sua experiência, pelo que a avaliação dos conhecimentos das mães e da sua prática é considerada a pedra basilar para avaliar os cuidados prestados às crianças (Bye, 2012).

Importância do estudo:

A prevalência da asma está a aumentar, especialmente nas crianças. Uma pequena percentagem de crianças asmáticas é responsável por uma grande percentagem da utilização e das despesas com os cuidados de saúde, pelo que o número de crianças asmáticas em qualquer população é muito superior ao que pode ser gerido por pessoas com formação. A asma afecta 10% a 15% das crianças em todo o mundo. Anualmente, a Organização Mundial de Saúde (OMS) calcula que se registem 250 000 mortes por asma em todo o mundo e que aproximadamente 500 000 hospitalizações anuais se devam à asma. O peso da asma não controlada é elevado, o que exige visitas frequentes às urgências e internamentos hospitalares (Zedan et al., 2010).

As crianças com asma são susceptíveis a complicações graves que incluem a remodelação crónica das vias aéreas, o status asthmaticus e a insuficiência respiratória. A utilização prolongada de terapêutica com esteróides pode complicar o estado da criança. As crianças com asma são também mais susceptíveis a infecções respiratórias bacterianas e virais graves e a perturbações da função familiar. Os factores que participam nesta afeção do crescimento são variáveis, incluindo a gravidade e a duração da doença, a hipoxemia, a infeção respiratória recorrente, a idade de início, mas os factores mais importantes podem ser a gravidade da asma e o tratamento com corticosteróides (Elsaid et al., 2010).

Um grande número de crianças com asma brônquica compareceu ao ambulatório de um dos hospitais pediátricos. O investigador observou que essas crianças sofriam de agravamento dos sintomas de asma, apesar de serem casos crónicos e de terem um curso de tratamento, pelo que é muito importante avaliar os conhecimentos e as práticas das mães sobre o tratamento da asma que deve ser proporcionado aos seus filhos para controlar a doença ou diminuir a tendência para o ataque asmático.

Objetivo do estudo

O objetivo do presente estudo foi avaliar os conhecimentos e as práticas das mães de crianças com menos de cinco anos com asma brônquica. Espera-se que os resultados do presente estudo sejam utilizados para desenvolver um programa de educação para a saúde destinado às mães e aos seus filhos sobre o controlo da asma, a fim de sensibilizar as mães para os cuidados que devem ser prestados aos seus filhos.

Questões de investigação:

Q1 Quais são os conhecimentos das mães sobre o controlo da asma?

Q2 Quais são as práticas relatadas pelas mães sobre o controlo da asma?

CAPÍTULO II

Revisão da literatura

O presente capítulo representa uma revisão da literatura. A revisão será dividida em duas secções. A primeira secção representa o crescimento e o desenvolvimento de crianças pequenas e de crianças em idade pré-escolar. A segunda secção representa a asma brônquica.

Crescimento e desenvolvimento de crianças pequenas

A idade pré-escolar é o período de desenvolvimento que vai de um a três anos. O termo "terrible tow" (reboque terrível) tem sido frequentemente utilizado para descrever os anos da criança. É um período de intensa exploração do ambiente, em que as crianças tentam descobrir como as coisas funcionam e como controlar os outros através da birra, do negativismo e da obstinação. É um período extremamente importante para a realização do desenvolvimento e o crescimento intelectual. O crescimento abranda consideravelmente durante a primeira infância. As crianças caracterizadas por um abdómen saliente resultam de um subdesenvolvimento dos músculos abdominais e de pernas curtas. Têm pernas arqueadas que suportam o peso de um tronco relativamente grande (Whaly & Wongs, 2010).

O peso é o aspeto mais importante do crescimento físico. A criança tem o triplo do peso à nascença com um ano de idade e o quádruplo do peso à nascença com 24 a 30 meses de idade. O aumento de peso médio é de 1,8 a 2,7 kg por ano. O peso médio aos 2 anos é de 12 kg. A taxa de aumento em altura também é lenta e ocorre principalmente no alongamento das pernas e não do tronco. O crescimento da cabeça também abranda drasticamente. O perímetro cefálico é igual ao perímetro torácico na idade de um ano. O perímetro do tórax começa a ultrapassar o perímetro da cabeça após o primeiro ano de vida. A fontanela anterior fecha-se normalmente entre os 12 e os 18 meses (Bowden & Greenberg, 2010).

Os dentes primários (decíduos) são 20 dentes e completam-se entre os 24 e os 30 meses de idade. As principais capacidades motoras de crescimento durante os anos da criança são o desenvolvimento da locomoção. Aos 12 ou 13 meses de idade, as crianças andam sozinhas e aos 18 meses tentam correr, mas caem facilmente. Aos 2 anos de idade, as crianças conseguem subir e descer escadas e aos 2,5 anos conseguem saltar e manter-se de pé num só pé durante um segundo, e no final do segundo ano conseguem manter-se de pé num só pé e subir escadas. Aos 12-18 meses de idade, as crianças são capazes de agarrar objectos muito pequenos e podem atirar bolas. Aos 2 anos, as crianças usam as mãos para construir torres e, aos 3 anos, conseguem desenhar círculos no papel (Warren, 2011).

De acordo com Erikson, a tarefa de desenvolvimento da infância é adquirir o sentido de autonomia enquanto se ultrapassa o sentimento de vergonha e dúvida. Várias caraterísticas, especialmente o negativismo e o ritualismo, são típicas das crianças na sua busca de autonomia. Ao tentarem exprimir a sua vontade, as crianças agem frequentemente com negativismo, podendo a palavra "não" ou "eu" ser o único vocabulário. As emoções exprimem-se de forma muito forte. Em contraste com o negativismo que perturba o ambiente, o ritualismo, a necessidade de manter a uniformidade e a fiabilidade, proporciona uma sensação de conforto, pelo que a hospitalização representa uma ameaça para estas crianças. Sem rituais confortáveis, não há oportunidade de exercer autonomia. Consequentemente, ocorre a dependência e a regressão (Cherry, 2012).

O período dos 12 aos 24 meses de idade é a continuação das duas últimas etapas da fase sensório-motora. Durante este período, os processos cognitivos desenvolvem-se rapidamente e, por vezes, parecem semelhantes aos do pensamento maduro. No entanto, as capacidades de raciocínio são ainda bastante primitivas e precisam de ser compreendidas para lidar eficazmente com os comportamentos típicos da criança desta idade. Aos dois anos de idade a criança entra na fase pré-concetual do desenvolvimento cognitivo, nesta fase as crianças não conseguem pensar em termos de operações, as crianças pequenas pensam principalmente com base na sua perceção de um acontecimento e utilizam cada vez mais símbolos como o porquê e o como das coisas (Mannheim & Zieve, 2010).

A fase anal da teoria psicossexual de Freud compreende a faixa etária de 1 a 3 anos. À medida que o bebé se torna criança, a maturação biológica e o desenvolvimento psicológico conjugam-se em torno do controlo do músculo esfíncter e do início do treino para ir à casa de banho. É nesta altura que o bebé se torna mais independente, sendo capaz de controlar as suas próprias necessidades e funções corporais. A idade adequada para o treino da sanita varia de criança para criança, e a negociação adequada do treino da sanita requer um cuidado e um equilíbrio consideráveis para evitar forçar uma criança a ser independente demasiado cedo ou, por outro lado, não lhe permitir tomar o controlo nas suas próprias mãos. É também uma fase crítica na relação entre o bebé e os pais. A criança orgulha-se da sua independência no cuidado das suas funções corporais (McLeod, 2012).

Boyse e Mohammed (2010) sublinham que a principal tarefa do período da infância é a diferenciação entre o eu e os outros significativos, geralmente a mãe. O aparecimento de pessoas desconhecidas não representa uma ameaça à sua ligação à mãe. Objetos de transição, como um cobertor ou brinquedo favorito, fornecem segurança para as crianças, especialmente quando elas são separadas dos pais, portanto, objetos de transição devem ser fornecidos durante a separação, como hospitalização, para minimizar o medo e a solidão. Markham (2012) acrescentou que o desenvolvimento da linguagem está a aumentar durante este período. Por volta de um ano, a criança usa uma frase com uma palavra, aos 2 anos usa frases com várias palavras e aos 3 anos junta as palavras em frases simples. O jogo amplia o desenvolvimento físico e psicossocial da criança. A brincadeira solitária da infância evolui para a brincadeira paralela, a criança brinca muito tempo ao lado de outras crianças e não com elas.

Sharma (2012) afirmou que a luz solar exterior estimula a formação de vitamina D no organismo e reforça a imunidade do corpo. Brincar ao ar livre em espaços verdes, como parques ou quintais, também aumenta a concentração das crianças e melhora a sua capacidade de lidar melhor com situações de stress. Por outro lado, jogos stressantes como correr e jogar futebol podem desencadear uma resposta asmática precoce. O calor e a perda de água das vias respiratórias podem aumentar a osmolaridade do fluido que reveste as vias respiratórias e provocar a libertação de mediadores. O arrefecimento das vias respiratórias resulta na congestão dos vasos brônquicos. Durante a fase de reaquecimento após o jogo, as alterações são ampliadas porque o ar ambiente respirado durante a recuperação é quente em vez de frio. Mann & Alli (2012) afirmam que, durante a infância, as necessidades nutricionais diárias da criança continuam a ser relativamente elevadas para satisfazer as exigências do crescimento do tecido muscular e do elevado nível de atividade.

Crescimento e desenvolvimento da criança em idade pré-escolar

Os anos pré-escolares são o período de desenvolvimento dos 3 aos 5 anos. O ritmo de crescimento físico abranda e estabiliza durante os anos pré-escolares. O aumento médio de peso por ano mantém-se em cerca de 2,3 kg. O crescimento em altura também se mantém estável, com um aumento anual de 6,75 a 7,5 cm. A criança em idade pré-escolar é esguia, robusta, graciosa e ágil. Durante este período, a maior parte das crianças aprende a ir à casa de banho. Exercício apropriado, nutrição adequada e descanso são essenciais para o desenvolvimento do pré-escolar (American Academy of Pediatrics, 2012).

Andar, correr, trepar e saltar estão bem estabelecidos aos 36 meses de idade. O aperfeiçoamento da coordenação olho-mão e muscular é evidente em várias áreas. Aos 3 anos, a criança em idade pré-escolar anda de triciclo, caminha na ponta dos pés e dá saltos largos. Aos 4 anos, a criança salta e saltita com proficiência num só pé. Aos 5 anos, salta em pés alternados, salta à corda e começa a patinar e a nadar. O desenvolvimento motor fino é evidente na manipulação cada vez mais hábil da criança, como para desenhar e vestir-se (Panse, 2012).

Erikson afirma que a principal tarefa psicossocial deste período é a aquisição de um sentido de iniciativa. As crianças encontram-se numa fase de aprendizagem enérgica. Brincam, trabalham e vivem ao máximo e têm um verdadeiro sentido de realização e satisfação nas suas actividades. Os conflitos surgem quando as crianças ultrapassam os limites das suas capacidades e experimentam um sentimento de culpa por não se terem comportado corretamente. Os sentimentos de culpa, ansiedade e medo podem também resultar de pensamentos que diferem do comportamento esperado. Aprender a distinguir o certo do errado e o bom do mau é o início da moralidade (Cherry, 2012).

A fase pré-operacional da teoria cognitiva de Paget abrange a faixa etária dos 2 aos 7 anos e divide-se em duas fases: a fase pré-concetual, dos 2 aos 4 anos, e a fase do pensamento intuitivo, dos 4 aos 7 anos. Uma das principais transições durante estas duas fases é a passagem do pensamento totalmente egocêntrico para a consciência social e a capacidade de considerar outros pontos de vista. A linguagem continua a desenvolver-se durante o período pré-escolar. A fala continua a ser principalmente um veículo de comunicação egocêntrica (papadoplus et al., 2012).

A fase fálica é a terceira fase do desenvolvimento psicossexual de Freud, que vai dos três aos seis anos de idade. O conflito primário nesta fase é o desejo de possuir o progenitor do sexo oposto. Freud acreditava que, durante esta fase, os rapazes desenvolvem desejos sexuais inconscientes pela mãe. Por isso, ele torna-se rival do pai e vê-o como uma competição pelo afeto da mãe. . Durante este período, os rapazes também desenvolvem o medo de que o pai os castigue por causa destes sentimentos, por exemplo, castrando-os. Este conjunto de sentimentos é conhecido como complexo de Édipo. O complexo de Electra é um termo psicanalítico utilizado para descrever o sentimento de competição de uma rapariga com a sua mãe pelos afectos do seu pai. As raparigas passam por uma situação semelhante, desenvolvendo uma atração sexual inconsciente pelo pai. É comparável ao complexo de Édipo (Cherry, 2014).

As crianças em idade pré-escolar já ultrapassaram grande parte da ansiedade associada ao estranho e ao medo da separação dos primeiros anos. Mas continuam a precisar da segurança, segurança, orientação e aprovação dos pais, especialmente quando entram no pré-escolar ou na escola primária. Conseguem lidar com as mudanças na rotina diária muito melhor do que as crianças pequenas. O vocabulário aumenta de 300 palavras aos 2 anos de idade para mais de 2100 palavras no final dos 5 anos. Através da linguagem, as crianças em idade pré-escolar aprendem a exprimir sentimentos de frustração ou de raiva sem os representar (American Academy of Pediatrics, 2012).

Vários tipos de jogos são típicos deste período, mas as crianças em idade pré-escolar gostam especialmente de jogos associativos, jogos de grupo numa atividade semelhante ou idêntica, mas sem organização ou regras rígidas. As brincadeiras devem permitir o desenvolvimento físico, social e mental. As actividades lúdicas para o crescimento físico e o aperfeiçoamento das capacidades motoras incluem saltar, correr e trepar. Os triciclos, as trotinetas e as piscinas podem ajudar a desenvolver os músculos e a coordenação. Provavelmente, as actividades pré-escolares mais caraterísticas são o jogo imitativo, imaginativo e dramático (Snuggs, 2008).

A Associação Nacional de Desporto e Educação Física (2013) afirmou que as crianças em idade pré-escolar têm vontade de correr, girar, saltar e trepar em todas as oportunidades, têm um grande desejo de se movimentar. Quando as crianças aprendem competências básicas como saltar, lançar, pontapear e apanhar nos anos pré-escolares, isso cria confiança e aumenta as hipóteses de continuarem a ser fisicamente activas quando crescerem. O exercício regular ajuda as crianças em idade pré-escolar a crescer, a construir músculos e ossos fortes, a desenvolver capacidades motoras importantes e a aumentar a autoestima. Bowden & Greenberg (2010) afirmam que as necessidades nutricionais das crianças em idade pré-escolar são bastante semelhantes às das crianças pequenas. A necessidade de calorias continua a diminuir ligeiramente.

Asma brônquica

Definição

A asma é uma doença inflamatória crónica das vias respiratórias com obstrução das vias respiratórias que pode ser parcial ou totalmente revertida. Esta inflamação provoca um aumento da hiper-reatividade brônquica existente a uma variedade de estímulos e episódios recorrentes de pieira, falta de ar, aperto no peito e tosse, particularmente à noite ou de manhã cedo (Moore et al 2010).

Zedan e Fouda (2011) acrescentaram que a asma é uma doença inflamatória complexa com sintomas respiratórios intermitentes que afecta as vias respiratórias da criança, que são pequenos tubos que transportam o ar para dentro e para fora dos pulmões da criança. Papadopoulos et al. (2012) afirmaram que a asma é uma doença de inflamação crónica das vias aéreas, hiper-responsividade das vias aéreas e alterações estruturais crónicas conhecidas como remodelação das vias aéreas. A OMS (2014) acrescentou que a asma é caracterizada por períodos de obstrução reversível do fluxo de ar, conhecidos como ataques de asma.

Prevalência

O número de pessoas com asma continua a aumentar. A asma afecta cerca de 300 milhões de pessoas em todo o mundo, causando cerca de 250 000 mortes anuais atribuídas à asma em todos os grupos etários. Estima-se que o número de pessoas com asma aumentará em mais de 100 milhões até 2025. A prevalência da asma é mais elevada nas crianças do que nos adultos, sendo que cerca de 10% das crianças em todo o mundo sofrem de asma (American Academy of Allergy, Asthma & Immunology, 2012).

Rodriguez et al. (2014) mencionaram que, em todo o mundo, a prevalência de asma é 810 vezes maior em países desenvolvidos como Estados Unidos, Grã-Bretanha, Austrália e Nova Zelândia do que nos países em desenvolvimento, enquanto no Sudeste Asiático, os centros com a menor prevalência de sintomas de asma foram na Indonésia e na China. Nos países desenvolvidos, a prevalência é mais elevada nos grupos de baixo rendimento das zonas urbanas e dos centros urbanos do que noutros grupos.

A prevalência da asma nos EUA é mais elevada do que na maioria dos outros países do mundo, especialmente nas crianças mais pequenas. Aproximadamente 34,1 milhões de pessoas nos Estados Unidos foram diagnosticadas com asma e cerca de 8,5% das crianças foram diagnosticadas com asma. Na maioria dos hospitais pediátricos dos Estados Unidos, a asma é o diagnóstico mais comum aquando da admissão. A prevalência da asma é mais elevada nos afro-americanos, filipinos, irlandeses americanos e nativos do Havai, e mais baixa nos mexicanos e coreanos. A prevalência da asma é mais elevada nos grupos minoritários, como os negros e os hispânicos, do que noutros grupos.

A prevalência em crianças hispânicas é relatada como sendo de 15%. Nos negros, a taxa de mortalidade é consistentemente mais elevada do que nos brancos (Sharma, 2013).

A asma é uma das doenças crónicas mais comuns nos países do Médio Oriente e os relatórios locais sugerem que a prevalência da asma está a aumentar. A Arábia Saudita assumiu a liderança, com uma taxa de 8% a 25%, apesar da abundância de serviços médicos de alto calibre e da disponibilidade de diretrizes internacionais. Seguem-se o Qatar e o Kuwait, com uma taxa de 19,8% e 16,8%, respetivamente, seguidos de 13% nos Emirados Árabes Unidos. Omã registou a prevalência mais baixa, com uma taxa de pouco mais de 10%. A prevalência da asma no Líbano varia de estudo para estudo, mas é considerada como sendo de cerca de 10% (Al-Ghazawy, 2013).

Salama et al. (2010) mencionaram que, no Egito, a prevalência de pieira entre as crianças era de 14,7% e a prevalência de asma diagnosticada pelo médico era de 9,4%. Zedan et al. (2010) afirmaram que a prevalência da asma pediátrica no Egito variava entre 7,7% no Delta do Nilo e 9,4% no Cairo. Al-Ghazawy (2013) afirmou que a prevalência da asma entre crianças e adolescentes é de 8,4% no Egito, mas, desde então, vários estudos de vigilância em pequena escala em diferentes partes do Egito mostraram uma prevalência de cerca de 16-18%.

A prevalência e a morbilidade da asma têm vindo a aumentar nas últimas décadas, tendo este aumento sido observado em diferentes grupos etários e em diferentes populações. A asma inicia-se frequentemente na infância e desenvolve-se antes dos 5 anos de idade. Em mais de metade dos casos, a asma desenvolve-se antes dos 3 anos de idade. A idade média de início é de 4 anos, mas mais de 20% das crianças desenvolvem sintomas no primeiro ano de vida. Antes da puberdade, a prevalência da asma é 3 vezes mais elevada nos rapazes do que nas raparigas. Durante a adolescência, a prevalência é igual entre homens e mulheres. A asma de início na idade adulta é mais comum nas mulheres do que nos homens (Abdallah et al., 2012).

A asma é responsável por cerca de uma em cada 250 mortes a nível mundial. Há muitas causas para o aumento da mortalidade por asma, causas específicas como broncoespasmo súbito e grave, pneumotórax espontâneo, convulsões hipóxicas e aspiração, toxicidade da medicação. Causas potenciais, como o aumento geral da gravidade da asma, a utilização inadequada ou insuficiente da medicação, a combinação potente de medicamentos, factores socioeconómicos como o atraso na procura de ajuda, o custo da medicação e dos cuidados, a subavaliação da gravidade do ataque e a diminuição do acesso aos cuidados do doente (Kovesi et al., 2010).

Hossny et al. (2009) referiram que as barreiras para reduzir o peso da asma incluem barreiras genéricas, como uma educação deficiente sobre a doença e serviços de saúde deficientes. Barreiras ambientais, como a poluição do ar interior e exterior, o tabagismo e a exposição profissional. Além disso, as abordagens da gestão da asma baseadas nos sintomas e não na doença e a tendência para os cuidados serem agudos e não regulares constituem obstáculos significativos. Os obstáculos para as crianças incluem a falta de informação, a dependência excessiva dos cuidados agudos e as atitudes culturais em relação aos medicamentos e aos sistemas de administração de medicamentos, como os esteróides e os inaladores.

Fisiopatologia

Marcia et al. (2008) afirmam que na asma brônquica, existem quatro eventos fisiológicos que levam aos sintomas clínicos, são eles: broncoconstrição das vias aéreas, inflamação das vias aéreas, hiperresponsividade das vias aéreas e remodelamento das vias aéreas (figura 1). A broncoconstrição é o evento fisiológico dominante que consiste no estreitamento das vias aéreas que interfere com o fluxo de ar. Os bronquíolos ou tubos por onde o ar entra e sai dos pulmões estão rodeados por um tipo de músculo chamado músculo liso. Nos asmáticos, a libertação dependente de IgE de mediadores dos mastócitos, que incluem histamina, triptase, leucotrienos e prostaglandinas, leva a que os músculos lisos se comprimam mais em reação a determinados estímulos, o que resulta no estreitamento dos bronquíolos, bloqueando o fluxo de ar e dificultando a respiração.

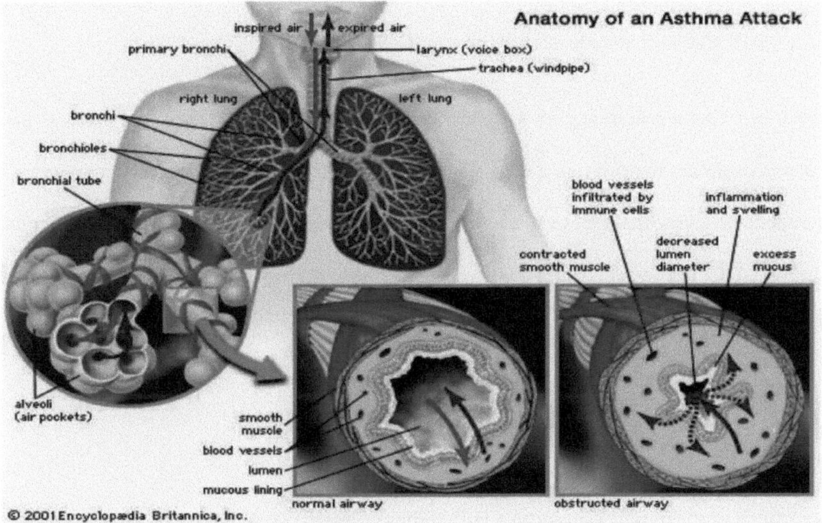

Figura (1): Fisiopatologia da asma. Adotado de: www.incyclopedia.org.

A inflamação das vias aéreas (figura 1) desempenha um papel importante na fisiopatologia da asma. As crianças com asma têm os brônquios vermelhos e inchados. A etiologia da inflamação das vias aéreas em crianças asmáticas varia consoante a idade. As infecções virais, incluindo o rinovírus (RHV) e o vírus sincicial respiratório (RSV), estão associadas à bronquite obstrutiva na primeira infância e são consideradas por alguns como um fator de risco combinado com a sensibilização aos alergénios. O RHV e o RSV demonstraram danificar o epitélio respiratório, tornando-o menos resistente aos alergénios inalados e resultando no desenvolvimento de inflamação alérgica (Hedlin et al., 2012).

A hiperresponsividade das vias aéreas é uma resposta broncoconstritora exagerada a uma grande variedade de estímulos, mas não é necessariamente uma caraterística exclusiva da asma. Os mecanismos que influenciam a hiperresponsividade das vias aéreas são múltiplos e incluem inflamação, neuroregulação disfuncional e alterações estruturais. A inflamação parece ser um fator importante na determinação do grau de hiperresponsividade das vias aéreas. A hiperresponsividade das vias aéreas surge ou agrava-se frequentemente após uma infeção viral das vias aéreas superiores, resultando na infiltração de células inflamatórias, incluindo mastócitos e granulócitos eosinofílicos e neutrofílicos na parede das vias aéreas (Covar et al., 2010).

A remodelação das vias aéreas refere-se a alterações estruturais permanentes nas vias aéreas que aumentam a obstrução ao fluxo de ar e a reatividade das vias aéreas e tornam a criança menos reactiva à terapêutica. Estas alterações estruturais caracterizam-se pelo espessamento da membrana sub-basal, fibrose subepitelial, hipertrofia e hiperplasia do músculo liso das vias aéreas, proliferação e dilatação dos vasos sanguíneos, hiperplasia e hipersecreção das glândulas mucosas (Gerald et al., 2009).

Gatilhos da asma

O American College of Allergy Asthma and Immunology (2010) afirma que a asma nas crianças tem normalmente muitas causas, ou factores desencadeantes. Os factores desencadeantes (figura 2) são coisas que podem causar sintomas de asma ou piorar o ataque. Estes factores desencadeantes podem não ser os mesmos para cada criança e, muitas vezes, as crianças têm mais do que um fator desencadeante. Os factores desencadeantes da asma podem mudar à medida que a criança envelhece e a reação da criança a um fator desencadeante também pode mudar com o tratamento. Não existe uma causa única conhecida para a asma. No entanto, alguns factores podem aumentar a probabilidade de a criança desenvolver asma.

Hockenberry (2009) mencionou que existe uma variedade de factores de risco ambientais e do hospedeiro para a asma. Os factores do hospedeiro são a predisposição genética, a atopia, o sexo e a infeção respiratória. Os factores de risco ambientais são os alergénios interiores e exteriores. Existem outros factores desencadeantes como as brincadeiras e os exercícios, as emoções, os medicamentos e a doença do refluxo gastroesofágico (DRGE).

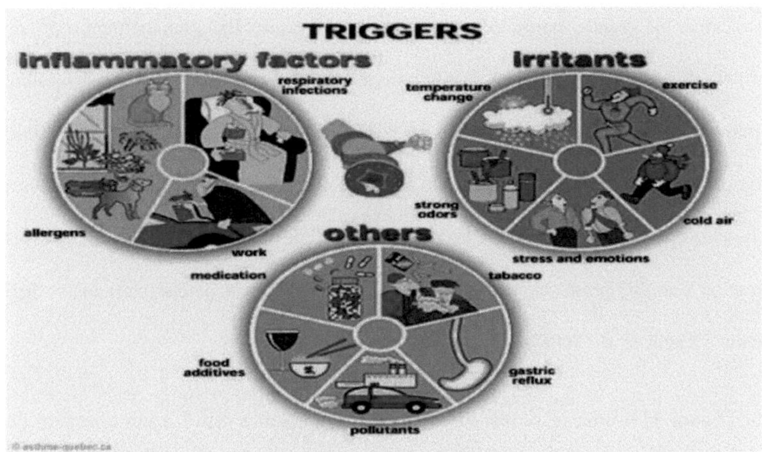

Figura (2): Factores desencadeantes da asma. Adotado de: http:// www.epa.gov

A genética desempenha um papel importante no desenvolvimento da asma, mas não é o único fator de risco que deve ser considerado. Mais de metade dos casos de asma infantil estão relacionados com a hereditariedade, o que significa que muitas vezes um dos pais ou um membro da família teve asma. A genética explica certamente alguns, mas não todos os casos de asma. Se a criança tiver um progenitor com asma, o risco de desenvolver asma aumenta três vezes, enquanto que se a criança tiver ambos os progenitores com asma, o risco de desenvolver asma aumenta seis vezes (Pijanzadeh, 2010).

A atopia tem sido caracterizada pela produção de IgE específica em resposta a alergénios ambientais comuns. A sensibilização alérgica no início da vida parece ser um fator de risco importante para a asma persistente subsequente durante a infância. Nas últimas décadas, tornou-se rotina descrever a asma como uma doença atópica. Diz-se que uma criança tem atopia ou é atópica quando tem tendência para ter alergias. As substâncias presentes no ambiente que provocam uma reação alérgica em algumas crianças susceptíveis são designadas por alergénios. As crianças herdam a tendência para ter alergias dos seus pais, tanto a criança como o pai podem ser alérgicos a algo, mas não necessariamente à mesma coisa (Pearce et al., 2013).

Os sintomas da asma podem ser desencadeados quando a criança inala uma substância alérgica específica de cada criança. Na grande maioria das crianças, os alergénios inalados incluem o pó, os bolores, o pelo e o pelo dos animais (gato e cão) e os pólenes, como os ácaros, o bolor ou o pólen, são conhecidos como alergénios. Atopia faz com que o corpo responda aos alergénios produzindo anticorpos de imunoglobulina E (IgE). Os anticorpos são proteínas que se formam em resposta a substâncias estranhas no corpo. Uma forma de testar as alergias de uma criança é realizar testes cutâneos com extractos dos alergénios ou fazer análises ao sangue para detetar anticorpos IgE contra esses alergénios (Xiang et al., 2008).

A alergia alimentar (figura 3) é uma resposta imunitária potencialmente grave a um alimento ou aditivo alimentar. A prevalência das alergias alimentares e da asma está a aumentar. Uma pode afetar negativamente a outra. Embora a alergia alimentar não seja tipicamente uma etiologia da asma, as crianças asmáticas com alergia alimentar podem ter taxas mais elevadas de morbilidade e mortalidade associadas à asma. Embora a alergia alimentar e a asma coexistam frequentemente, a relação

A relação entre a alergia alimentar e a morbilidade da asma não é clara (Kewalramani & Bollinger, 2010).

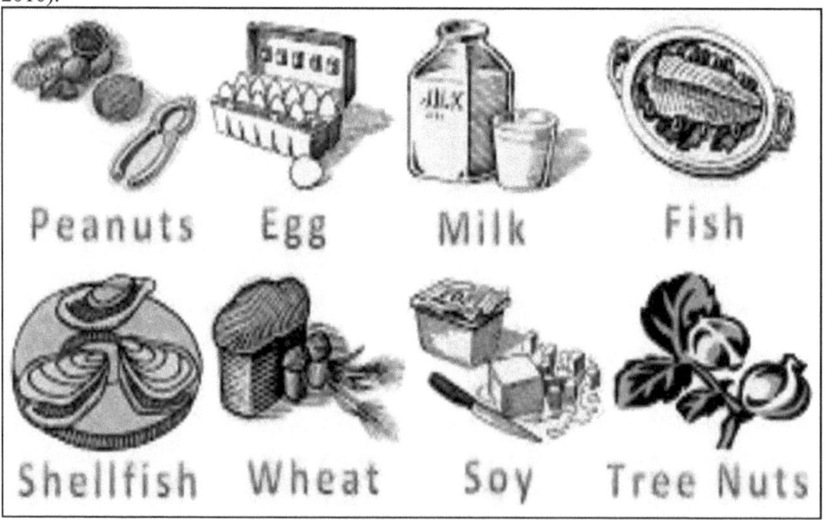

Figura (3): Alimentos alérgicos. Adotado de: www.foodallergykidsatl.org.

A sensibilização ao leite, ovo, trigo, soja, amendoim, frutos de casca rija, peixe e marisco está normalmente associada ao desenvolvimento de sintomas de asma em crianças pequenas. A alergia alimentar ou hipersensibilidade alimentar alérgica manifesta-se clinicamente de diversas formas, dependendo da causa imunológica, sendo os sintomas mais comuns a irritação da pele, como urticária, eritema e angioedema, seguidos de sintomas gastrointestinais, como síndrome de alergia oral, vómitos, diarreia e sintomas respiratórios, como rinoconjuntivite aguda e espasmo brônquico (Castro et al., 2009).

As infecções respiratórias virais são a causa mais comum de pieira durante os primeiros anos de vida. As constipações e a gripe agravam a asma e desencadeiam frequentemente episódios de asma. Os vírus mais comuns são os vírus sinciciais respiratórios (RSV), os rinovírus humanos (HRV) e as infecções por múltiplos vírus. Estes vírus que causam doenças respiratórias são mais comuns durante os meses de inverno. Todas as crianças são infectadas com vírus respiratórios durante a primeira infância (Jackson & Lemanske, 2010).

Shah (2010) referiu que os factores ambientais que desencadeiam a asma se dividem em alergénios interiores e exteriores, que são factores importantes que desencadeiam a asma infantil. Os alergénios de interior podem atuar como irritantes e também desencadear sintomas de asma. Os alergénios interiores mais comuns são os ácaros do pó da casa, o fumo do cigarro, o bolor ou a humidade, o antigénio da barata e os animais de estimação (animais). Outros produtos químicos de interior, como tintas, perfumes, produtos de limpeza e desodorizantes de interiores, podem desencadear sintomas de asma nas crianças.

Os ácaros do pó são insectos minúsculos que são demasiado pequenos para serem vistos. Todos os lares têm ácaros. Alimentam-se de flocos de pele humana e encontram-se em todos os objectos da casa, colchões, almofadas, tapetes, mobiliário estofado, colchas, roupas, sofás, peluches e animais de peluche. As partes do corpo e os excrementos dos ácaros podem provocar asma nas crianças com alergia aos ácaros. A exposição aos ácaros pode causar asma em crianças que não apresentavam sintomas de asma anteriormente (The Cleveland Clinic Foundation, 2013).

O fumo do cigarro é prejudicial para as crianças e os adultos em geral, mas representa um problema especial para todas as crianças com asma em particular. O fumo do tabaco contém mais de 4.000 substâncias químicas e os efeitos na saúde das crianças podem ser muito graves. Quando uma pessoa fuma perto de uma criança, esta fica exposta ao tabagismo passivo. O fumo que a criança respira é vulgarmente conhecido como Fumo Ambiental do Tabaco (FTA) (The Asthma Center, 2011).

Existem duas formas de FTA: o fumo corrente principal, que é expirado pelo fumador, e o fumo corrente lateral, que provém da extremidade queimada do cigarro. O fumo da corrente lateral tende a permanecer numa sala durante mais tempo do que o fumo da corrente principal. Até o cheiro do fumo na roupa pode desencadear sintomas de asma numa criança com vias respiratórias sensíveis. Até 13% dos casos de asma em crianças com menos de 4 anos de idade devem-se alegadamente à exposição ao fumo dos pais. Até a exposição fetal ao fumo está associada à asma infantil (Environmental Protection Agency, 2012).

As baratas, pragas desagradáveis e inestéticas, produzem substâncias, ou alergénios, que agravam a asma e provocam reacções alérgicas nas crianças sensíveis a essas substâncias. Os alergénios produzidos pelas baratas estão provavelmente concentrados na sua matéria fecal e em fragmentos das suas partes do corpo. Estas partículas minúsculas podem ser transportadas pelo ar e contaminar o ar da casa. A forma mais comum de inalar o alergénio das baratas é respirar o pó ou os alergénios que se acumularam em almofadas, roupa de cama ou outros materiais que retêm o pó. Os investigadores estão a explorar provas de que a exposição precoce aos alergénios das baratas pode efetivamente provocar o desenvolvimento de asma em crianças em idade pré-escolar.

A inalação de partículas das baratas pode provocar tosse e pieira (American Lung Association, 2014).

O pelo dos animais é constituído pelas células mortas da pele ou escamas que são constantemente libertadas pelos animais. Todos os animais de estimação libertam uma certa quantidade de pelo que produz alergénios por semana. A asma pode ser desencadeada por proteínas do pelo, saliva e urina de animais domésticos comuns, como cães e gatos. Qualquer raça de cão e de gato pode ser alergénica. Outros animais de sangue quente, como roedores, aves e furões, também podem desencadear asma numa criança alérgica. Todos os animais com pelo e penas produzem pelo animal e, por isso, colocam as crianças asmáticas em risco acrescido de agravamento da asma, se forem sensíveis. Os animais de estimação sem penas ou pelo, como os répteis, as tartarugas e os peixes, raramente causam alergia nas crianças (Bailey, 2014).

A Agência de Proteção do Ambiente (2012) afirmou que os estímulos exteriores podem desencadear a asma infantil, mesmo as crianças saudáveis podem ter dificuldade em respirar em dias de elevada poluição atmosférica. Pode ser especialmente mau quando o tempo está calmo, o que permite que a poluição do ar se acumule. Os principais factores desencadeantes no exterior são o pólen, os bolores, as alterações climáticas e a poluição atmosférica. Os poluentes atmosféricos mais comuns são as partículas, o ozono, o dióxido de enxofre, o dióxido de azoto e o monóxido de carbono.

Os pólenes são pequenos grânulos em pó, essenciais para a fertilização das plantas. As condições climatéricas influenciam grandemente a quantidade de pólen no ar. A época dos pólenes varia consoante o local onde a criança vive, mas geralmente vai de fevereiro a outubro. Os pólenes são um fator desencadeante muito comum dos sintomas de asma, sendo facilmente inalados e gerados por árvores, gramíneas e ervas daninhas (Bass, 2010).

Os bolores são definidos como um crescimento de fungos que ocorre em condições húmidas e quentes. Existem muitos bolores no ambiente exterior que são transportados pelo ar, podendo ser encontrados em qualquer lugar húmido. Isto inclui montes de vegetação, água estagnada c contentores de lixo. Mas, ao contrário dos pólenes, não têm uma estação específica. Os esporos de bolor flutuam no ar, onde são facilmente inalados e podem provocar tosse, espirros, pieira e aperto no peito (American Lung Association, 2013).

As condições meteorológicas afectam significativamente os sintomas de asma nas crianças. Nos dias quentes, secos e ventosos, as contagens de pólen serão provavelmente mais elevadas e a criança poderá ter mais sintomas de asma. A chuva também pode provocar o aumento de bolores que podem agravar os sintomas. O ar frio ou as alterações súbitas do tempo também podem despoletar sintomas de asma. Por outro lado, nos dias nublados e com muito pouco vento, os sintomas de asma são mínimos (Asthma Society of Canada, 2013)

O National Asthma Council Australia (2012) afirmou que a poluição do ar desempenha um papel bem documentado nos ataques de asma. A poluição atmosférica é frequentemente confundida como um problema ambiental importante e uma possível explicação para a elevada prevalência de asma nas crianças. Embora não haja provas de que a poluição do ar cause asma, pode desencadear ataques em crianças com asma. Existe uma ligação entre alguns poluentes atmosféricos e o agravamento dos sintomas de asma nas crianças.

O Environmental Health Watch (2013) mencionou que a poluição por partículas se refere a partículas minúsculas de ácidos, como nitratos e sulfatos, poeira da estrada, sujidade, fumo, fuligem, emissões de automóveis, fábricas e centrais eléctricas e gotículas de aerossóis que estão suspensas no ar que a criança respira. Quanto mais pequenas forem as partículas, mais profundamente podem penetrar nos pulmões e provocar sintomas de asma nas crianças. Os níveis de poluição por partículas podem ser elevados em qualquer altura do ano, mesmo no inverno, e são mais elevados perto de estradas movimentadas, durante as horas de ponta, perto de fábricas e onde as pessoas queimam lenha.

Ben-Joseph (2014) mencionou que o ozono é um gás que se encontra tanto na atmosfera superior como na inferior da Terra. O ozono protetor da atmosfera superior é muito diferente do ozono nocivo da atmosfera inferior. O ozono ao nível do solo encontra-se perto da superfície da Terra e é um poluente grave. É produzido quando a luz solar se combina e reage com os produtos químicos produzidos pelos automóveis, centrais eléctricas e fábricas. O ozono troposférico é um dos principais componentes do smog e tende a ser mais elevado nos climas mais ensolarados ou durante o tempo quente. O ozono desencadeia ataques de asma e agrava a asma existente nas crianças.

O dióxido de azoto encontra-se no ar exterior em regiões urbanas e industriais e, em conjunto com a luz solar e os hidrocarbonetos, resulta na produção de ozono e na estimulação dos sintomas de asma nas crianças. O escape dos automóveis é a fonte mais significativa de dióxido de azoto no exterior, embora as centrais eléctricas e outras fontes que queimam combustíveis fósseis também libertem dióxido de azoto para o ambiente. A maior parte do dióxido de azoto ambiente é gerada pela queima de combustíveis derivados de fósseis (Amato, 2011).

O dióxido de enxofre é gerado principalmente a partir da queima de combustíveis fósseis contendo enxofre e é libertado para a atmosfera principalmente como resultado da combustão industrial de carvão e petróleo com elevado teor de enxofre. Foi claramente demonstrado que o dióxido de enxofre induz broncoconstrição aguda em crianças asmáticas em concentrações muito inferiores às necessárias para induzir esta resposta em crianças saudáveis. O efeito broncoconstritor do dióxido de enxofre inalado em crianças com asma ocorre após períodos de exposição extremamente curtos (Minnesota Pollution Control Agency, 2013).

Evans et al. (2014) verificam que o aumento da concentração de monóxido de carbono tem sido associado a vários resultados relacionados com a asma em crianças, incluindo sintomas respiratórios, utilização de medicação e visitas ao hospital. A OMS (2008) mencionou que existem muitas fontes de monóxido de carbono, sendo o escape dos veículos motorizados a mais importante nas comunidades urbanas. A quantidade de monóxido de carbono libertada por um veículo depende do veículo, bem como do tipo de combustível utilizado. As crianças com doenças pulmonares ou outras condições que comprometam o fornecimento de oxigénio são também mais susceptíveis aos efeitos adversos da exposição ao monóxido de carbono a níveis mais baixos do que as crianças saudáveis

Nas crianças, os aumentos agudos da poluição atmosférica continuam a estar associados a exacerbações da asma. Os ataques de asma podem ocorrer no mesmo dia, mas também podem ocorrer no dia seguinte a níveis elevados de poluição no exterior. As crianças são vulneráveis aos efeitos da poluição atmosférica porque os seus pulmões e sistemas imunitários estão em desenvolvimento, são mais activas em ambientes com níveis elevados de poluentes enquanto participam em desportos durante a tarde e recebem doses mais elevadas, em relação aos adultos, devido a diferenças nas taxas e padrões de respiração (Center for Disease Control and Prevention, 2013).

Outros factores desempenham um papel importante no desencadeamento dos sintomas de asma nas crianças. Estes factores incluem brincadeiras e exercício, emoções, medicação e DRGE. O exercício físico é um fator comum que desencadeia a asma nas crianças. Os sintomas surgem durante o exercício ou algum tempo depois. Esta situação é conhecida como asma induzida pelo exercício (AIE). A AIE ocorre em crianças geneticamente susceptíveis com vias aéreas hiper-reactivas. Quando estão a fazer exercício ou a brincar, as crianças respiram mais rapidamente e respiram frequentemente pela boca. Isto resulta na respiração de ar que permanece frio e seco, causando uma perda de humidade das vias respiratórias. Além disso, as bandas musculares à volta das vias respiratórias são sensíveis a estas mudanças de temperatura e humidade e reagem contraindo-se, o que estreita as vias respiratórias (Sydney Children Hospital Randwick, 2010).

As crianças pequenas com EIA podem ter sintomas subtis. Os sintomas começam geralmente 5 a 20 minutos após o início do exercício, ou 5 a 10 minutos após a paragem de um breve exercício. Nem todos os tipos de exercício causam sintomas de asma, mas as crianças que têm EIA desenvolvem sintomas de asma após uma atividade vigorosa, como correr, nadar ou andar de bicicleta (Brandt & Rasmussen, 2010).

As emoções não causam asma, mas se uma criança tiver asma, as emoções podem piorar a asma. Sentimentos emocionais fortes podem levar a alterações nos padrões respiratórios. Quando uma criança com asma que tem vias respiratórias sensíveis passa por isso, pode piorar a asma. Reacções simples como rir ou chorar podem causar sintomas de asma. As emoções fortes, como a raiva, o medo, o stress e a ansiedade, também podem causar sintomas de asma. Estas emoções fortes desencadeiam a libertação de substâncias químicas, como a histamina e os leucotrienos, que podem provocar o estreitamento das vias respiratórias da criança (Covar, 2012).

Verificou-se que medicamentos como a aspirina e outros anti-inflamatórios não esteróides (AINE), como o ibuprofeno, o naproxeno e o diclofenac, desencadeiam ataques de asma em crianças com asma. Os ataques de asma induzidos pela aspirina e pelos AINEs são frequentemente graves e podem mesmo ser fatais. A sensibilidade à aspirina parece aumentar à medida que as crianças envelhecem, e é pior em crianças com asma mais grave. Os investigadores ficaram surpreendidos ao descobrir que 5% das crianças com asma e 21% dos adultos com asma eram susceptíveis à Asma Induzida por Aspirina (AIA) (Loengard, 2013).

Pensa-se agora que a aspirina e os AINE causam ataques de asma em algumas crianças porque actuam como desreguladores dos leucotrienos. Os leucotrienos são substâncias no corpo que causam inflamação e muitos sintomas de asma. Aspirina e AINEs tendem a desencadear sintomas de asma dentro de 30 minutos a 2 horas após a toma, resultando em dificuldade em respirar que pode durar horas. Se estes medicamentos nunca desencadearam asma na criança, é melhor tomá-los com precaução, porque pode ocorrer uma reação em qualquer altura (Chang, 2012).

A DRGE é causada quando o ácido do estômago sobe pelo esófago da criança. Algumas crianças asmáticas são propensas ao refluxo ácido. O refluxo ácido pode ser causado pelo relaxamento do esfíncter esofágico inferior. O refluxo ácido pode tornar-se um problema para pessoas de todas as idades, incluindo bebés e crianças. A asma e o refluxo ácido podem ocorrer em conjunto nas crianças. Cerca de metade das crianças com asma têm DRGE. Não se sabe bem porquê, ou se uma causa a outra (James, 2014).

O refluxo ácido pode agravar a asma e a asma pode agravar o refluxo ácido, especialmente o refluxo ácido grave. Os sinais de DRGE em bebés e crianças pequenas podem incluir vómitos repetidos, cuspir, tosse, pieira, choro inconsolável e recusa de alimentos. Outros sinais de refluxo ácido em bebés e crianças podem incluir baixo ganho de peso e mau hálito. Por vezes, a DRGE não apresenta sinais ou sintomas em bebés e crianças (Vacik, 2013).

Manifestação clínica

Os sintomas da asma podem variar de ligeiros a graves. Os sintomas variam consoante as crianças e estas podem apresentar um ou mais destes sintomas. Os sintomas mais comuns da asma são a tosse, particularmente à noite e de manhã cedo e com o exercício, a falta de ar que inclui falta de ar ou dificuldade em respirar, um aperto no peito como se fosse uma banda a apertar-se à volta dele e pieira no peito. Os sintomas da asma surgem frequentemente à noite e de manhã, mas podem ocorrer em qualquer altura. Quando os sintomas da asma se agravam significativamente, dá-se o nome de crise de asma (National Health Service, 2012).

Durante um ataque de asma, a respiração é rápida e difícil e a criança parece frequentemente cansada. Podem ser visíveis a dilatação nasal e as retracções inter-costais. A criança apresenta uma tosse produtiva e pieira expiratória, utilização dos músculos acessórios, diminuição do movimento do ar e fadiga respiratória. Nos casos de obstrução grave, a sibilância pode não ser ouvida devido à falta de fluxo de ar (Pruitt & Lawson, 2011).

A tosse causada pela asma é recorrente ou persistente, e é normalmente acompanhada por alguns episódios de pieira e dificuldades respiratórias. A tosse ocorre normalmente quando a criança está a dormir ou quando faz exercício, ri ou chora, na ausência de uma infeção respiratória aparente. A tosse pode ser o único sintoma para algumas crianças que é agravado por infecções virais ou acontece enquanto a criança está a dormir ou após a inalação de determinados estímulos (Wechsler, 2012).

A falta de ar é um termo frequentemente utilizado pelos pais, que inclui a dificuldade em respirar e a falta de ar. Pode surgir subitamente (aguda) ou gradualmente ao longo de um período de tempo (crónica). A razão para a falta de ar é que o corpo precisa de mais oxigénio do que aquele que tem a receber. Assim, a criança respira mais depressa para tentar aumentar o fluxo de ar rico em oxigénio para os pulmões. A falta de ar ocorre normalmente durante o exercício. Nos bebés e crianças pequenas, o choro e o riso são equivalentes ao exercício (American Academy of Allergy, Asthma & Immunology, 2013).

A pieira torácica é o sintoma mais comum associado à asma em crianças com 5 anos ou menos e foi estritamente definida como um som contínuo e agudo, por vezes com qualidade musical, emitido pelo tórax durante a expiração. Ocorre quando os tubos bronquiais se estreitam devido a inflamação ou acumulação de muco. A pieira é um sinal de asma nas crianças, mas nem sempre significa que uma criança tem asma. As crianças com menos de 5 anos desenvolvem frequentemente pieira durante uma infeção respiratória (Kaneshiro, 2011).

Outros sinais e sintomas de asma infantil incluem: dificuldade em dormir causada por falta de ar, tosse ou pieira, crises de tosse ou pieira que pioram com uma infeção respiratória, como uma constipação ou gripe, recuperação tardia ou bronquite após uma infeção respiratória, dificuldade em respirar que pode limitar as brincadeiras ou o exercício e fadiga, que pode ser causada por um sono de má qualidade (American Academy of Pediatrics, 2012).

Tipos de asma brônquica

Existem dois tipos de asma: a asma alérgica ou extrínseca e a asma não alérgica ou intrínseca. A asma alérgica é uma hipersensibilidade das vias respiratórias a alergénios aos quais a criança fica sensibilizada. Quando estes alergénios entram nas vias respiratórias da criança, o sistema imunitário reage de forma exagerada, o que leva a que os músculos à volta das vias respiratórias se contraiam, o que se designa por broncoespasmo, e as próprias vias respiratórias ficam inflamadas e inundadas de muco espesso (Asthma and Allergy Foundation of American, 2013).

A asma alérgica é o tipo mais comum de asma. Cerca de 90% das crianças com asma infantil têm alergias, em comparação com cerca de 50% dos adultos com asma. Este tipo de asma é frequentemente observado na primeira infância e durante a idade adulta jovem. A asma alérgica é produzida por uma resposta hiperimune (IgE) à inalação de alergénios como pólenes, poeiras, fumo do tabaco, gramíneas, ervas daninhas, pêlos de animais, ácaros e bolores. As crianças com asma alérgica têm normalmente um teste cutâneo positivo ao alergénio agressor e uma história familiar positiva de alergias. Uma parte crucial do controlo da asma alérgica em crianças é limitar a exposição aos alergénios da asma (Oguejiofo, 2010).

A asma não alérgica é caracterizada por obstrução e inflamação das vias aéreas, parcialmente reversível com medicação, podendo haver antecedentes familiares positivos de alergia. Este tipo de asma é produzido em resposta a factores não identificados ou inespecíficos ou a factores desencadeantes do ambiente, como a ansiedade, o stress, o exercício físico, o ar frio, o ar seco, o fumo, os vírus ou outros irritantes, podendo estes factores desencadeantes induzir episódios de broncoespasmo e pieira (Kaneshiro, 2012). .

Tinkelman (2012) acrescentou que, na maioria das crianças, a causa da asma não pode ser especificamente identificada como extrínseca ou intrínseca, podendo ser de tipo misto. No entanto, os sintomas neste tipo de asma não estão associados a uma reação alérgica, os sintomas da asma alérgica e não alérgica são os mesmos, como tosse, pieira, falta de ar ou respiração rápida e aperto no peito.

Classificações da asma

A asma brônquica é classificada nas crianças em quatro classes: asma ligeira intermitente, asma ligeira persistente, asma moderada persistente e asma grave persistente. Para qualquer criança com asma, a gravidade da doença pode alterar-se ao longo do tempo, e qualquer criança com asma pode ter uma exacerbação grave dos sintomas. Classificar uma criança como tendo asma ligeira, intermitente ou persistente, não exclui a possibilidade de uma exacerbação grave (Center of Disease

Control and Prevention, 2010).

Asma intermitente ligeira caracterizada por sintomas que ocorrem uma ou duas vezes por semana, ausência de sintomas e PEFR normal entre exacerbações, exacerbações geralmente breves, sintomas noturnos que ocorrem uma ou duas vezes por mês, pico de fluxo expiratório (PEFR) e espirometria normais, sem necessidade de medicação diária e PEFR de 80% ou mais (American International Health Alliance, 2012).

Asma persistente ligeira caracterizada por sintomas mais de duas vezes por semana, mas que não ocorrem todos os dias, sintomas noturnos mais de duas vezes por mês e até 4 vezes por mês, testes de função pulmonar normais, PEFR igual ou superior a 80% do valor previsto e necessidade de medicação diária para controlo a longo prazo. É preferível uma dose baixa de medicamentos anti-inflamatórios (ICS) ou cromoglicato ou modificador de leucotrienos (Khajotia, 2008).

asma persistente moderada caracterizada por sintomas diários, exacerbações que ocorrem mais de duas vezes por semana, sintomas que podem durar dias e interferir com a atividade diária da criança, sintomas noturnos mais de duas vezes por semana e mais ou igual a 5 vezes por mês, testes de função pulmonar anormais, PEFR superior a 60% e inferior a 80% do valor previsto e medicamentos diários necessários para o controlo a longo prazo. São preferidas doses médias de CIs ou doses baixas de CIs e broncodilatadores de ação prolongada (Sharma, 2013).

A asma persistente grave é caracterizada por sintomas contínuos que ocorrem ao longo do dia, atividade física limitada, exacerbações nocturnas frequentes, por vezes as exacerbações ocorrem todas as noites, os testes de função pulmonar são anormais, a PEFR é inferior ou igual a 60% do valor previsto, e são necessários medicamentos diários de ICSs de alta dose e broncodilatador de longa ação, podendo também ser necessário corticosteroide sistémico (Pike & Bethesda, 2013).

Diagnóstico da asma

O diagnóstico da asma é o primeiro passo para conseguir o controlo da doença. Para o diagnóstico da asma, recomenda-se a utilização de uma história clínica detalhada, os resultados de um exame físico e os resultados da espirometria. Devem também ser efectuados quaisquer estudos adicionais necessários para excluir diagnósticos alternativos, como radiografias torácicas e análises sanguíneas específicas. Em geral, o diagnóstico de asma é estabelecido se estiverem presentes sintomas episódicos de obstrução ao fluxo aéreo ou de hiper-responsividade das vias aéreas, se a obstrução ao fluxo aéreo for pelo menos parcialmente reversível e se forem excluídos diagnósticos alternativos (Wechsler, 2012).

O diagnóstico da asma em crianças com 5 anos ou menos constitui um problema particularmente difícil. Isto deve-se ao facto de a sibilância e a tosse episódicas também serem comuns em crianças que não têm asma e, além disso, não é possível avaliar por rotina a limitação do fluxo aéreo e a inflamação neste grupo etário. No entanto, o diagnóstico de asma em crianças pequenas pode muitas vezes ser feito com base em padrões de sintomas e numa avaliação clínica cuidadosa da história familiar e dos achados físicos. A presença de atopia ou sensibilização alérgica fornece um apoio preditivo adicional, uma vez que a sensibilização alérgica precoce aumenta a probabilidade de a criança sibilante ter asma (Pruitt & Lawson, 2011).

A história clínica é muito importante em crianças com 5 anos ou menos. A história de sintomas respiratórios recorrentes, a variabilidade sazonal dos sintomas, a história familiar positiva de asma ou em familiares de primeiro grau, especialmente a mãe, e doenças atópicas como a dermatite atópica, a alergia alimentar e/ou a rinite alérgica tornam o diagnóstico de asma mais provável. Os sintomas neste grupo etário que podem indicar o diagnóstico de asma incluem pieira, tosse e falta de ar e manifestam-se tipicamente por um padrão de limitação da atividade e sintomas noturnos e/ou despertar (Group Health Cooperative, 2010).

A pieira é o sintoma mais comum associado à asma em crianças com 5 anos ou menos. A pieira que ocorre de forma recorrente, durante o sono ou com estímulos é consistente com o diagnóstico de asma. A tosse causada pela asma é recorrente ou persistente e normalmente acompanhada por episódios de pieira e dificuldades respiratórias. A tosse nocturna ou a tosse que ocorre quando se brinca, ri ou chora, na ausência de uma infeção respiratória aparente, apoia fortemente o diagnóstico de asma. A constipação comum ou outra doença respiratória também está associada à tosse. A falta de ar que ocorre de forma recorrente e durante as brincadeiras apoia o diagnóstico de asma (Global Initiative for Asthma, 2009).

O exame físico pode revelar achados que aumentam a probabilidade de asma, mas a ausência destes achados não exclui a asma, porque a doença é variável e os sinais podem estar ausentes entre episódios. O exame do trato respiratório superior revela geralmente um aumento da secreção nasal e edema da mucosa. O achado físico anormal mais comum no tórax é a auscultação de sibilos durante a respiração normal ou durante a fase prolongada da expiração forçada, a hiperexpansão do tórax, a utilização de músculos acessórios e o aparecimento de ombros curvados ou deformidade torácica. A dermatite atópica e o eczema podem estar presentes no exame da pele (National Heart Lung and Blood Istitute, 2011).

As medições da função pulmonar fornecem uma avaliação da limitação do fluxo de ar e ajudam a confirmar o diagnóstico de asma em crianças com mais de 5 anos. A espirometria, em particular a medição do volume expiratório forçado em 1 segundo (FEV1) e da capacidade vital forçada (FVC), e a medição do pico de fluxo expiratório (National Institute of Health, 2012) são dois métodos que ganharam aceitação generalizada.

As medições do pico de fluxo expiratório (PEF) (figura 4) são efectuadas com um medidor de pico de fluxo e podem ser uma ajuda importante tanto no diagnóstico como na monitorização da asma. Os medidores de PFE modernos são relativamente baratos, portáteis, de plástico e ideais para as crianças utilizarem em casa para a medição objetiva diária da limitação do fluxo de ar. Como os valores do PFE obtidos com diferentes medidores de pico de fluxo variam e a gama de valores previstos é demasiado ampla, as medições do PFE devem, de preferência, ser comparadas com as melhores medições anteriores da própria criança, utilizando o seu próprio medidor de pico de fluxo. O PFE é medido logo de manhã, antes da administração do tratamento, quando os valores estão frequentemente próximos do seu valor mais baixo, e à noite, quando os valores são normalmente mais elevados (Global Initiative for Asthma, 2009).

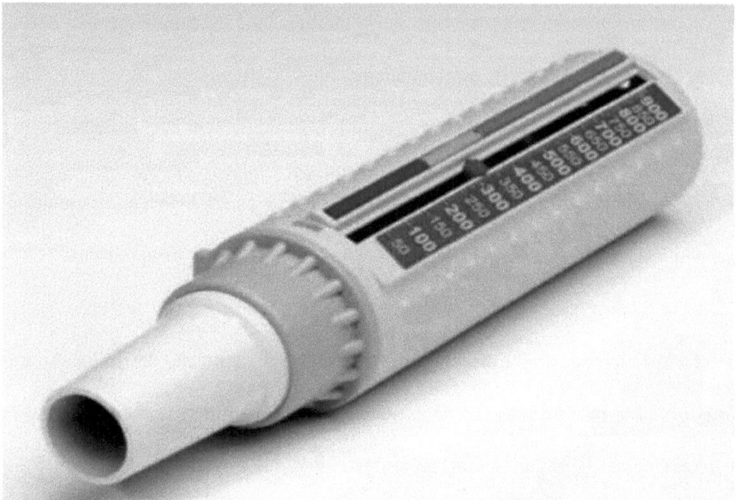

Figura (4): Medidor de caudal de pico Adotado de: http://www.aaaai.org.

A espirometria (figura 5) é o método recomendado e objetivo de medir a limitação do fluxo aéreo e a reversibilidade para estabelecer o diagnóstico de asma, uma vez que a história clínica e o exame físico não são meios fiáveis de excluir outros diagnósticos ou de avaliar o estado dos pulmões. A reversibilidade é geralmente aplicada a melhorias rápidas no VEF1, medidas poucos minutos após a inalação de um broncodilatador de ação rápida. O grau de reversibilidade do VEF1 que indica um diagnóstico de asma é geralmente aceite como sendo > *12%* em relação ao valor pré-broncodilatador. As medições do FEV1 e da FVC são efectuadas durante uma manobra expiratória forçada com um espirómetro. É geralmente recomendado, em vez de medições com um medidor de pico de fluxo, devido à grande variabilidade dos medidores de pico de fluxo e dos valores de referência (Stout et al., 2012).

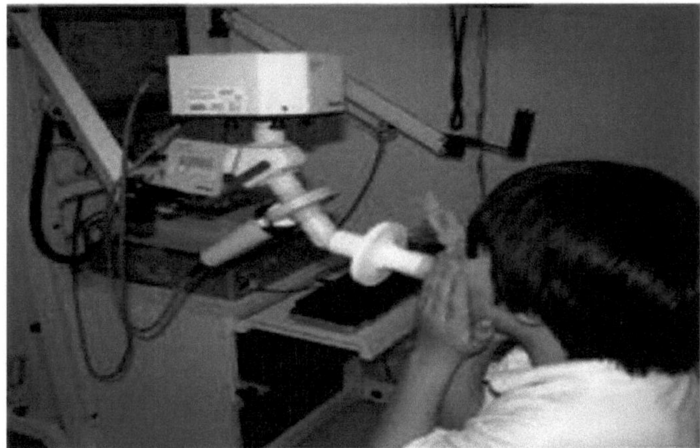

Figura (5): Espirometria para crianças. Adotado de: http://www.chp.edu.

Outros estudos adicionais não são necessários por rotina, mas podem ser úteis quando se consideram diagnósticos alternativos A radiografia do tórax é uma ferramenta importante no exame de crianças com uma exacerbação da asma, sendo utilizada para revelar complicações ou causas alternativas de pieira. Teste de alergia que é utilizado para determinar a presença de anticorpos IgE específicos para os alergénios de interior a que a criança está exposta durante todo o ano (Canady, 2011).

O diagnóstico diferencial da asma em crianças com 5 anos ou menos inclui infecções como infecções recorrentes do trato respiratório, rinossinusite crónica e tuberculose. Problemas congénitos que incluem traqueomalácia, fibrose quística, displasia broncopulmonar, síndrome de discinesia ciliar primária, deficiência imunitária e doença cardíaca congénita. O último são os problemas mecânicos, como a aspiração de corpos estranhos e o refluxo gastroesofágico. As doenças comórbidas, como a sinusite e a rinite, são muito importantes porque o seu tratamento adequado pode melhorar o controlo global da asma e diminuir a necessidade de medicamentos para a asma (Mticham, 2012).

Gestão

Não existe uma cura permanente para a asma, mas a doença pode ser adequadamente controlada através da prevenção primária e da medicação. Os objectivos da terapêutica da asma são evitar que a criança tenha sintomas crónicos e incómodos, manter a função pulmonar da criança o mais próximo possível do normal, permitir que a criança mantenha níveis normais de atividade física, incluindo brincadeiras e exercício, prevenir a recorrência de ataques de asma, reduzir a necessidade de idas ao serviço de urgências ou hospitalizações, fornecer medicamentos à criança que proporcionem os melhores resultados com o menor número de efeitos secundários e promover a satisfação da criança e da família (Canadian Medical Association, 2010).

O tratamento da asma deve ser coordenado entre a equipa médica e a equipa de enfermagem, porque o tratamento terapêutico não é apenas a pedra angular do tratamento da asma. A avaliação e a monitorização regulares são necessárias para garantir uma gestão óptima e o cumprimento do regime de tratamento, o que é considerado o principal papel do enfermeiro pediátrico. A gestão da asma é composta pela gestão terapêutica e pela gestão de enfermagem. A principal linha de gestão terapêutica da asma é o tratamento farmacológico. São utilizados vários medicamentos para tratar a asma estabelecida, que são altamente eficazes no controlo dos sintomas e na melhoria da qualidade de vida das crianças asmáticas (Global Initiative for Asthma, 2012).

Gestão terapêutica

Os medicamentos para a asma são classificados em duas categorias principais: os medicamentos de controlo ou de manutenção e os medicamentos de alívio, também designados por medicamentos de alívio rápido ou de resgate. Os medicamentos de controlo são medicamentos tomados diariamente para controlar a asma a longo prazo e reduzir a frequência dos ataques de asma, principalmente através dos seus efeitos anti-inflamatórios. Os medicamentos de controlo incluem os corticosteróides que são mais frequentemente administrados por inalação, embora também possam ser administrados por via sistémica, os agonistas beta de ação prolongada (LABA), os antagonistas dos receptores de leucotrienos (LTRA) como o montelucaste de sódio ou o zileuton, a teofilina, as cromonas e os medicamentos anti-imunoglobulina E (IgE) (Pruitt & Lawson, 2011).

Medicamentos de controlo:

Os corticosteróides (CS) são recomendados como terapêutica de controlo de primeira linha para crianças com asma persistente devido aos seus efeitos anti-inflamatórios. Estes medicamentos diminuem os mediadores inflamatórios, reduzem a produção de muco, diminuem o edema da mucosa, melhoram a função pulmonar, reduzem a hiperreactividade das vias aéreas e aumentam a capacidade de resposta ʙ-adrenérgica. A via inalada é a melhor via para a terapêutica com CS, uma vez que permite uma administração direcionada do medicamento, actua mais rapidamente, requer uma dose pequena e é fácil de tomar. Foi demonstrado que a utilização consistente de corticosteróides inalados (ICS) melhora os sintomas da asma e diminui a frequência de visitas ao serviço de urgência e de hospitalizações relacionadas com a asma (Gregory et al., 2010).

Os CI são também benéficos no tratamento da exacerbação aguda grave da asma. Proporcionam o tratamento anti-inflamatório desejado sem efeitos secundários significativos, em particular quando comparados com a utilização de esteróides orais ou com tratamentos broncodilatadores frequentes. Os esteróides orais têm mais efeitos secundários e não têm superioridade sobre os CI no tratamento da asma. A dose de CI varia consoante o medicamento. Os efeitos adversos mais comuns dos CI são a candidíase oral, a disfonia ou a rouquidão.

Os LABA são broncodilatadores; relaxam o músculo liso brônquico por ação selectiva nos receptores beta2. São fáceis de administrar através de nebulizador ou MDI com ou sem espaçador. Os LABA estão disponíveis como produtos combinados com corticosteróides inalados. São adequados para bebés e crianças pequenas e não devem ser utilizados como monoterapia na asma, uma vez que não parecem influenciar a inflamação das vias respiratórias. Os LABAs só devem ser utilizados se a criança estiver a receber um CSI, pelo que, para aumentar a adesão e a segurança, recomenda-se a prescrição de um inalador combinado LABAs / CSI (Scottish Intercollegiate

Guidelines Network, 2011).

A utilização de um único inalador combinado, em vez de inaladores separados, é geralmente recomendada para maximizar a adesão e a eficácia e reduzir a possibilidade de utilização excessiva de LABAs e subutilização de ICS com potencial para efeitos secundários graves, como irritabilidade, perturbações do sono e alterações comportamentais. Estes sintomas dependem da dose e são reversíveis. Além disso, as formas orais são mais susceptíveis de causar estes efeitos secundários. A resposta aos LABAs deve ser avaliada duas a quatro semanas após o início do tratamento e o tratamento pode ser continuado se houver uma resposta positiva à medicação (American Academy of Allergy Asthma and Immunology, 2014).

Os LTRAs inibem o recetor do cisteinil leucotrieno (CysLT1). A inibição dos efeitos deste leucotrieno no músculo liso brônquico resulta na atenuação da broncoconstrição e na diminuição da permeabilidade vascular, do edema da mucosa e da produção de muco. Os LTRAs também são benéficos em crianças atópicas e em crianças com rinite alérgica. Os LTRAs são uma monoterapia adequada para a asma persistente ligeira em crianças e reduzem as exacerbações de asma induzidas por vírus em crianças com idades compreendidas entre os 2 e os 5 anos com antecedentes de asma intermitente. Além disso, existem provas que sugerem uma eficácia particular do montelucaste na asma induzida pelo exercício, possivelmente superior a outros tratamentos (National Institute of Health, 2011).

Cromones é um medicamento anti-inflamatório que inibe a desgranulação dos mastócitos e inibe as reacções asmáticas de fase precoce e tardia aos alergénios. Previne os sintomas de asma quando administrado antes da exposição ao alergénio, uma vez que bloqueia a desgranulação dos mastócitos que desencadeia a asma em crianças alérgicas. É alegadamente menos eficaz do que os esteróides inalados em doses baixas para o controlo da asma, mas é utilizado em crianças pequenas para tratamento crónico devido ao seu perfil de segurança significativo e à ausência de toxicidade (Asthma Center, 2011).

As cromonas não só estão disponíveis em inaladores de dose calibrada, como também são atualmente utilizadas em nebulizadores para crianças com mais de 1 ano de idade. Os efeitos secundários do cromoglicato de sódio são pouco frequentes e incluem tosse após a inalação e dores de garganta. Algumas crianças consideram o sabor do nedocromil sódico desagradável (Sawicki & Haver, 2012).

As metilxantinas são broncodilatadores, actuam relaxando os músculos que rodeiam as vias respiratórias das crianças, o que facilita a respiração. Foram utilizadas durante décadas, mas atualmente a sua utilização é limitada devido a preocupações com os efeitos secundários. A forma mais comum de teofilina é a de libertação prolongada. Tem um índice terapêutico estreito e pode ter efeitos secundários graves, pelo que o seu papel como medicamento de controlo é muito limitado e só é recomendado como tratamento de segunda linha, quando não estão disponíveis outras opções (Global Initiative for Asthma, 2009).

Além disso, as diretrizes do Instituto Nacional do Coração, Pulmão e Sangue (NHLBI) continuam a indicar a teofilina como uma terapia alternativa ou adicional para crianças asmáticas com menos de 4 anos de idade devido à sua eficácia comprovada. A teofilina está disponível sob a forma de xarope, comprimidos e injecções. A monitorização sérica da teofilina é essencial para atingir níveis terapêuticos entre 5-15 mg/dl, pelo que a dosagem deve ser ajustada para atingir uma concentração sérica de 5-15 pg/ml. Os efeitos secundários da teofilina incluem taquicardia, arritmias, náuseas, insónia, agitação e convulsões (Hedlin et al, 2012)

Os antiimunoglobulina E (IgE) são agentes que se ligam seletivamente à IgE humana na superfície dos mastócitos e basófilos. As IgE são a classe de moléculas imunitárias que reconhecem os alergénios e desencadeiam as respostas alérgicas. O agente anti-IgE disponível é o omalizumab (Xolair), um anticorpo monoclonal que se liga às moléculas de IgE e as impede de ativar os mastócitos ou os basófilos, o que resulta na diminuição da ativação destas células imunitárias e reduz a libertação de moléculas inflamatórias, como a histamina, as prostaglandinas e os leucotrienos (National Jewish Health, 2014).

O omalizumab é utilizado como terapêutica adjuvante em crianças com idade igual ou superior a 12 anos que têm sensibilidade a alergénios relevantes, por exemplo, ácaros, baratas, gatos ou cães, e cuja asma é inadequadamente controlada pela combinação de doses elevadas de CI e LABA. Reduz os sintomas da asma, as exacerbações e melhora a qualidade de vida das crianças. Os médicos que administram o omalizumab devem estar preparados e equipados para identificar e tratar a anafilaxia que possa ocorrer. Os sinais de anafilaxia são broncoespasmo, hipotensão, síncope, urticária e/ou angioedema da garganta ou da língua. Podem ocorrer reacções locais, tais como comichão, vermelhidão e dor no local de injeção. Podem também ocorrer dores nas pernas, braços ou ouvidos (Covar et al., 2009).

Omalizumab é administrado por injeção subcutânea, geralmente a cada 2 ou 4 semanas. A dosagem baseia-se no peso corporal e no nível sanguíneo de anticorpos IgE, bem como no estado clínico da criança e na resposta à terapêutica. Determinar a dose exacta e a frequência através do nível total de IgE e do peso corporal medidos antes de iniciar a terapia e depois periodicamente. Os efeitos secundários deste medicamento são graves e por vezes fatais, apresentando-se como anafilaxia (Asthma Society of Canada, 2014).

Medicamentos de alívio

Os medicamentos de alívio rápido são medicamentos de ação rápida que são utilizados para aliviar rapidamente os sintomas da asma. Fazem-no relaxando as bandas musculares que rodeiam as vias respiratórias. A criança toma-os quando está a tossir, a pieira, a ter dificuldade em respirar ou a ter um ataque de asma. Todas as crianças com asma devem ter um medicamento de alívio. Estes são os beta-agonistas de curta duração (SABA), os anticolinérgicos e os corticosteróides sistémicos. São também designados por medicamentos de emergência porque salvam vidas. Todas as crianças devem ter um plano para estes medicamentos, que incluirá a altura em que a criança os deve tomar e a quantidade que deve tomar (Asthma Foundation, 2012).

Os SABAs são os broncodilatadores mais eficazes disponíveis e, por conseguinte, são o tratamento de alívio preferido para a asma em crianças com 5 anos ou menos. Os beta2-agonistas inalados de curta ação são tomados conforme necessário e são frequentemente os únicos medicamentos utilizados pelas crianças com asma crónica ligeira. Os agonistas B2 de curta ação são geralmente administrados por inalação e são eficazes durante 3 a 6 horas. A utilização de um inalador de dose calibrada (MDI) com espaçador é, na maioria dos casos, uma forma eficaz de administrar a terapêutica de alívio, especialmente em crianças com menos de 5 anos (Farber, 2013).

A terapêutica com nebulizador é uma opção quando a administração da medicação não é óptima devido à falta de cooperação ou quando a criança está hipóxica. A terapêutica oral é raramente necessária devido à sua tendência para produzir mais efeitos secundários e deve ser reservada principalmente para crianças pequenas que não podem utilizar a terapêutica inalada. O salbutamol é utilizado habitualmente. A dose de Salbutamol oral (xarope) é de 0,1-0,15 mg/kg/dia/4-6 horas. (Simon & Zieve, 2012).

Os efeitos secundários dos Beta2-Agonistas podem incluir ansiedade, tremores, inquietação, dores de cabeça e batimentos cardíacos irregulares rápidos. As crianças com diabetes ou com historial de convulsões devem tomar estes medicamentos com precaução. Os agonistas beta2 têm interações graves com determinados medicamentos, pelo que os pais devem informar o médico sobre quaisquer outros medicamentos que os seus filhos estejam a tomar. Tem havido alguma preocupação de que os beta2-agonistas de curta ação se tornem menos eficazes quando tomados regularmente ao longo do tempo. Com o tempo, algumas crianças podem tornar-se tolerantes a muitos efeitos dos agonistas beta2 de curta duração (Asthma Foundations Australia, 2010).

A terapêutica com corticosteróides sistémicos (orais) é utilizada por períodos superiores a duas semanas e é necessária para a asma gravemente não controlada. Os corticosteróides sistémicos suprimem, controlam e invertem a inflamação das vias respiratórias. Controlam ou previnem a inflamação através do controlo da taxa de síntese proteica, da supressão da migração de leucócitos polimorfonucleares (PMN) e fibroblastos, da reversão da permeabilidade capilar e da estabilização dos lisossomas a nível celular (Asthma and Allergy Foundation of America, 2009).

As preparações orais são preferíveis às parenterais para a terapêutica a longo prazo, mas a sua utilização é limitada pelo risco de efeitos adversos significativos. Os efeitos secundários sistémicos do tratamento a longo prazo com corticosteróides orais incluem a supressão do crescimento, o adelgaçamento dérmico, a hipertensão, a síndrome de Cushing, a fraqueza muscular, a diminuição dos níveis de imunoglobulina G (IgG) e o aumento do risco de infeção (NH Department of Health & Human Services, 2009).

Os anticolinérgicos inalados como broncodilatadores de agente único ou em combinação com agonistas beta2 são um dos vários medicamentos disponíveis para o tratamento da asma aguda em crianças. Inibem os receptores colinérgicos muscarínicos, resultando na redução do tónus vagal intrínseco das vias aéreas. Uma das formas pelas quais o tamanho das vias aéreas é controlado naturalmente é através dos nervos que se ligam aos músculos. Os impulsos nervosos provocam a contração dos músculos, estreitando assim as vias respiratórias. Os medicamentos anticolinérgicos bloqueiam este efeito, permitindo a abertura das vias respiratórias. Os anticolinérgicos proporcionam um benefício aditivo ao SABA nas exacerbações moderadas a graves da asma e podem ser utilizados como broncodilatador alternativo nas crianças que não toleram o SABA (Palo Alto Medical Foundation, 2014).

O anticolinérgico mais comum é o brometo de ipratrópio (atrovent), recentemente utilizado como solução de nebulização. A dosagem de ipratrópio inalado utilizando MDI com espaçador é de 18 mcg por inalação, 1 a 2 inalações de 6 em 6 horas. Os anticolinérgicos não são utilizados habitualmente em crianças, mas o brometo de ipratrópio está disponível para utilização em crianças, se necessário. A inalação de ipratrópio pode causar apenas secura da boca e um sabor amargo (National Institute of Health, 2011).

Dispositivos de administração de medicamentos:

A administração óptima de medicamentos para a asma a bebés e crianças pode ser um desafio. A terapêutica inalada é preferível à terapêutica sistémica para reduzir o potencial de efeitos secundários sistémicos e para administrar concentrações mais elevadas de fármacos diretamente nas vias respiratórias. Os dispositivos dividem-se em três categorias (figura 7): inaladores pressurizados de dose calibrada (MDI), inaladores de pó seco (DPI) e nebulizadores. Os inaladores contêm medicamentos de alívio (figura 8), medicamentos de prevenção (figura 9) ou medicamentos combinados (figura 10). A prescrição de um dispositivo deve ser individualizada, sendo os principais critérios a capacidade de utilização, a preferência e o custo da criança. Os espaçadores (figura 13) devem ser sempre utilizados com MDIs em crianças dos 0 aos 5 anos e nas exacerbações. Um espaçador é um tubo de plástico transparente que tem uma peça bucal ou uma máscara facial presa numa extremidade e uma abertura na outra extremidade para o insuflador. A utilização do espaçador é a forma mais fácil de administrar medicamentos inalados às crianças (Papadopoulos et al., 2012).

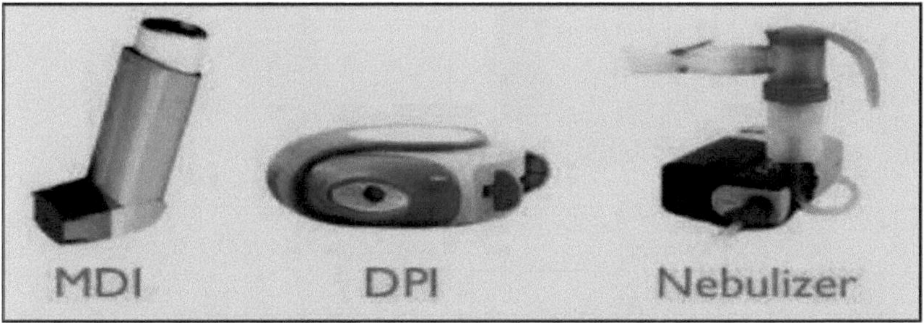

Figura (6): Dispositivos de administração de medicamentos para a asma. Adotado de http://www.asthmameds.ca

A medicação chega mais aos pulmões se for utilizado um espaçador com o insuflador. Um bocal deve substituir a máscara quando a criança for capaz de o utilizar. Em áreas onde não existem espaçadores produzidos comercialmente, um espaçador de garrafa de plástico de 500 ml pode ser adaptado para servir como um espaçador eficaz para crianças de todas as idades. Os dispositivos de administração de medicamentos por inalação para crianças dos 0 aos 5 anos de idade são o MDI com espaçador (figura 11) e a máscara (figura 12) ou a boquilha (figura 11), logo que a criança seja capaz de os utilizar. Os dispositivos para crianças com mais de 5 anos são MDI com espaçador e bocal, ou DPI com enxaguamento ou gargarejo após a inalação de ICS, ou MDI acionado pela respiração, dependendo da capacidade de utilização e da preferência da criança (British Thoracic Society, 2011).

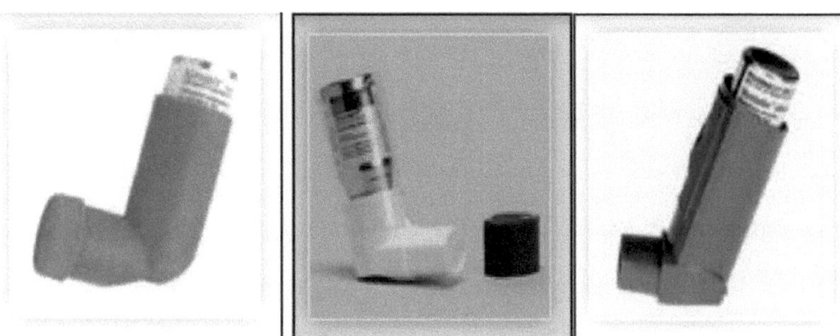

Figura (7): Inalador de alívio. Adotado de www.aafa.org.

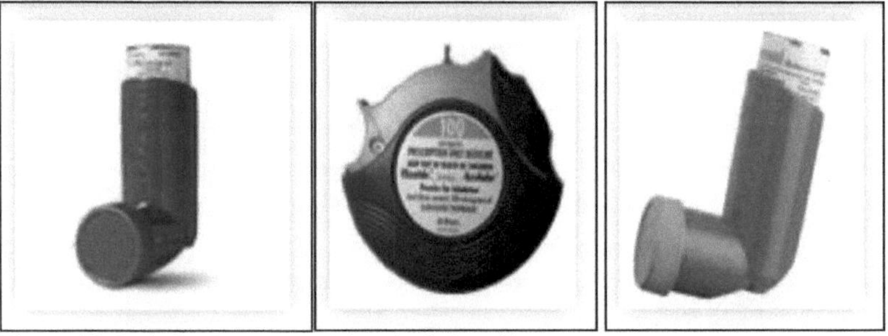

Figura (8). Inalador Preventer. Adotado de http://www.nps.org.au.

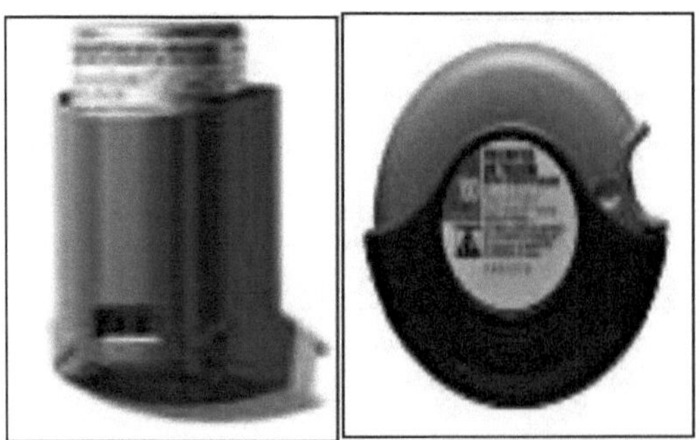

Figura (9): Inalador de medicamentos combinados - roxo ou vermelho e branco. Adotado de www. asthmaaustralia. org. au.

Gestão de Enfermagem

Nos últimos anos, o papel que os enfermeiros especializados desempenham nas doenças crónicas em geral e na gestão da asma em particular alargou-se e são agora reconhecidos como membros valiosos da equipa multidisciplinar, demonstrando que a sua prática qualificada contribui para a qualidade dos cuidados infantis. Os enfermeiros dos cuidados primários e secundários trabalham como profissionais autónomos, gerindo os seus próprios casos de crianças asmáticas e assumindo um papel fundamental na facilitação de regimes de tratamento contínuos. O desenvolvimento de funções de enfermagem avançadas proporcionou uma oportunidade para alargar muitas competências de enfermagem, produzindo enfermeiros respiratórios pediátricos altamente competentes. A gestão de enfermagem de crianças asmáticas inclui 5 fases: avaliação, diagnóstico de enfermagem, planeamento, implementação e avaliação (Moore, & McQuestion, 2012).

Avaliação

O primeiro e mais importante ponto do tratamento da asma é a avaliação exacta da doença da criança, que inclui a recolha da história clínica completa e a avaliação física da criança. O enfermeiro pediátrico deve fazer um historial completo dos sintomas da criança: Gravidade, frequência e duração dos sintomas de asma (pieira, falta de ar, aperto no peito e tosse). Os sintomas ocorrem ou agravam-se na presença de qualquer um dos factores desencadeantes da asma observados pelos pais, tais como brincadeiras ou exercício físico, infecções virais, alergénios ou irritantes inalados, alterações climáticas. Os sintomas ocorrem ou agravam-se à noite ou de manhã cedo. Padrão dos sintomas de asma, por exemplo, perene, sazonal ou ambos, contínuo, episódico ou ambos. Deve ser avaliada a variação diurna dos sintomas (British Journal of School Nursing, 2011).

Os antecedentes médicos da criança incluem medicamentos para a asma que envolvam analgésicos e controladores e o cumprimento do regime de tratamento, a deterioração enquanto já estiver a tomar esteróides sistémicos, acontecimentos anteriores que ponham em risco a vida, como internamento anterior na UCI e entubação anterior. História de constipação comum frequente ou outra doença respiratória, doenças atópicas nas crianças, como rinite alérgica, eczema e alergia alimentar. Devem ser avaliados os tipos de alimentos alérgicos, como o leite, os ovos, o peixe, etc. História familiar de asma e doença atópica ou em familiares de primeiro grau, especialmente a mãe (Asthma Health Center, 2011).

A história do desenvolvimento envolve as idades em que os marcos foram alcançados e as capacidades de desenvolvimento actuais. Nas crianças em idade escolar, deve ser avaliado o grau de escolaridade atual, os problemas específicos e a interação com os colegas. É importante conhecer as ausências frequentes do infantário ou da escola, a participação mínima nos jogos do infantário ou da escola e a participação mínima em competições lúdicas. As brincadeiras são uma parte importante da vida quotidiana da criança, uma vez que a maior parte das crianças prefere as brincadeiras stressantes. O enfermeiro deve avaliar o tipo e a duração das brincadeiras que provocam sintomas de asma, como tosse, falta de ar e pieira no peito, bem como a medicação inalada utilizada antes das brincadeiras. O padrão de limitação da atividade é avaliado determinando o grau em que a doença interfere com as actividades diárias da vida normal (Drutz, 2014).

O exame físico revela achados importantes para o tratamento da asma pediátrica. O enfermeiro pediátrico deve compreender o impacto das fases de desenvolvimento na reação da criança. Por exemplo, a ansiedade de estranhos é uma fase normal do desenvolvimento, que tende a tornar mais difícil o exame de uma criança anteriormente cooperante. O enfermeiro deve explicar à mãe o que vai ser feito, estabelecer uma relação com a criança e explicar ao nível da criança o que vai ser feito. A distração é uma ferramenta valiosa durante a avaliação física. Examinar a zona dolorosa em último lugar para evitar obter uma impressão geral da atitude global. Se alguma coisa vai doer, o enfermeiro deve dizer à criança isso de forma calma (The University of Arizona, 2013).

A observação é um instrumento valioso de avaliação física. No exame do trato respiratório superior, o enfermeiro deve observar sinais de rinite alérgica, tais como aumento da secreção nasal, mucosa nasal violácea e pálida, inchaço da mucosa, congestão e inflamação da conjuntiva, cintilação ocular, um vinco transversal no nariz devido à fricção constante do nariz. As caraterísticas físicas do envolvimento respiratório crónico são anotadas e avaliadas, incluindo a configuração da parede torácica, como o peito em barril. Avaliação da gravidade funcional da obstrução das vias respiratórias, incluindo a hiperexpansão do tórax, a utilização de músculos acessórios (retração) e o seu grau, e o aparecimento de ombros curvados (Universidade de Washington, 2014).

Os sinais vitais (VS) e os parâmetros de crescimento são a avaliação de base dos doentes pediátricos. O enfermeiro deve avaliar os sinais vitais (respiração, pulso ou frequência cardíaca e temperatura), especialmente a frequência, o ritmo e a profundidade da respiração. Os parâmetros de crescimento devem ser avaliados e traçados numa curva de crescimento adequada para identificar o grau em que a doença afecta o crescimento e o desenvolvimento da criança. Os parâmetros de crescimento são o peso, o comprimento ou a altura, o perímetro cefálico e o perímetro torácico (Tanski & Garfunkel, 2010).

A auscultação é a melhor forma de avaliar os sons respiratórios. Primeiro, o enfermeiro deve auscultar o lado esquerdo e depois o lado direito no mesmo local para avaliar a entrada de ar em ambos os pulmões e determinar se existe alguma diferença. Normalmente, são detectados sibilos expiratórios, crepitações grosseiras ou sons respiratórios desiguais. Além disso, o diâmetro antero-posterior do tórax pode estar aumentado devido à hiperinsuflação. A hiperinsuflação também pode causar um padrão de respiração abdominal. O exame da pele é importante para a avaliação da presença de dermatite atópica (Leach, 2012).

Diagnóstico de Enfermagem

O diagnóstico de enfermagem é o juízo clínico do enfermeiro sobre a resposta da criança e da família a problemas ou necessidades de saúde reais ou potenciais. O diagnóstico reflecte não só os problemas da criança, mas também a etiologia desses problemas. Problema é a descrição do problema de saúde da criança de forma clara e concisa. Etiologia é a razão que identifica os factores fisiológicos, psicológicos, sociais, espirituais e ambientais relacionados com o problema (American

Nurses Association, 2014).

Os principais diagnósticos de enfermagem para crianças asmáticas são: Desobstrução ineficaz das vias aéreas relacionada com broncoconstrição e aumento da produção de muco, padrão respiratório ineficaz relacionado com espasmo das vias aéreas e fadiga dos músculos respiratórios, troca gasosa prejudicada relacionada com broncoespasmo, lesão dos alvéolos, nutrição desequilibrada inferior às necessidades corporais relacionada com diminuição da ingestão oral, intolerância à atividade relacionada com fraqueza generalizada, fadiga e desequilíbrio entre a oferta e a procura de oxigénio, ansiedade parental relacionada com a crise situacional, como a alteração abrupta do estado de saúde da criança ou a hospitalização de emergência, défice de conhecimentos sobre os cuidados domiciliários e elevado risco de défice de volume de fluidos relacionado com a dificuldade em ingerir fluidos, perda insensível de fluidos por hiperventilação e diaforese (NANDA, 2012).

Planeamento

O planeamento é um elemento fundamental dos cuidados de enfermagem prestados às crianças asmáticas. Com base na avaliação e no diagnóstico, o enfermeiro começa a priorizar quais diagnósticos receberão mais atenção primeiro, de acordo com sua gravidade e potencial para causar danos mais sérios à criança (American Nurses Association, 2014).

O plano de cuidados para as crianças asmáticas inclui os seguintes objectivos: diminuir a quantidade de secreção torácica, manter o som torácico normal, manter a frequência respiratória dentro dos limites normais, manter as trocas gasosas eficazes e a análise dos gases sanguíneos dentro dos limites normais, manter uma ingestão nutricional adequada, diminuir o nível de fadiga, promover um descanso ótimo, manter uma atividade física óptima, reduzir o medo e a ansiedade dos pais, demonstrar conhecimentos sobre a gestão da exacerbação grave da asma, demonstrar conhecimentos adequados relacionados com os cuidados domiciliários e demonstrar um estado de hidratação adequado (Beevi, 2012).

Implementação

São necessárias intervenções de enfermagem importantes para limpar o tórax de secreções, manter uma frequência respiratória normal e manter trocas gasosas eficazes: avaliar o som do tórax, limpar as vias respiratórias de secreções aplicando fisioterapia torácica, fornecer uma sessão de nebulização para liquefazer as secreções, aplicar aspiração, deitar a criança em posição semi-fowler. Monitorizar a cor da criança, a frequência respiratória, a retração da parede torácica e avaliar o som pulmonar após a aspiração. Incentivar a ingestão de líquidos quentes em abundância (Lima et al., 2013).

O enfermeiro deve manter o ambiente à volta da criança livre de qualquer estímulo que possa causar o problema. Fornecer oxigenoterapia (O2) conforme prescrito através de cânula nasal ou máscara de oxigénio. O enfermeiro deve ajustar a taxa de O2 e testar o oxigénio para garantir que está a funcionar antes de o aplicar. Monitorizar a frequência, profundidade e ritmo respiratórios e registar sons como crepitações ou pieira. Monitorizar a utilização de músculos respiratórios adicionais. Monitorizar a cor da criança, observar o padrão de tosse e o carácter das secreções. Administrar broncodilatadores, se prescritos (Blackwell, 2014).

A troca de gases prejudicada é um problema de saúde grave nas crianças asmáticas. As seguintes acções de enfermagem são importantes para manter uma troca de gases eficaz: avaliar a cor da pele e das mucosas, avaliar os sons do tórax, observando áreas de ventilação diminuída e a presença de sibilos ou crepitações, avaliar os sinais e sintomas de hipoxemia: taquicardia, inquietação, diaforese, dor de cabeça, letargia e confusão (American Nurses Association, 2014).

A criança que tem uma troca gasosa comprometida deve ser colocada em posição semi Fowler para promover a expansão pulmonar e melhorar a troca gasosa. O enfermeiro deve incentivar o repouso adequado e limitar as actividades, desobstruir as vias respiratórias das secreções através de aspiração, se necessário, fornecer oxigenoterapia (O2), selecionar o método adequado e ajustar a taxa de O2 de acordo com a idade e o estado da criança, manter o dispositivo de administração de oxigénio conforme ordenado, tentando manter a saturação de O2 superior a 90%, monitorizar e representar graficamente gases sanguíneos arteriais (ABGs) em série, monitorizar os níveis de electrólitos, administrar a medicação prescrita para manter o equilíbrio ácido-base, como o bicarbonato de sódio, e tranquilizar e acalmar a ansiedade (Galanes, 2012).

Uma nutrição desequilibrada pode ser causada por factores físicos, como a fraqueza muscular, a intolerância à atividade, factores sociais, como a falta de recursos financeiros, ou factores psicológicos, como a depressão ou o tédio, resultantes de doenças crónicas ou de um défice de conhecimentos sobre nutrição. Para manter uma ingestão nutricional adequada, devem ser prestados os seguintes cuidados de enfermagem: avaliar as preferências alimentares da criança e a dieta recomendada, avaliar os parâmetros de crescimento, especialmente o peso, e traçar uma curva de crescimento adequada. Avaliar o horário, a frequência e o conteúdo das refeições da criança. Avaliar o ambiente em que as refeições são efectuadas. Determinar as causas de uma nutrição desequilibrada através da comunicação com a criança e os pais (Sharma, 2012).

O enfermeiro deve ensinar os pais sobre uma alimentação adequada, como se segue: Se a criança não estiver a receber os nutrientes adequados, o seu corpo pode ficar mais suscetível a doenças e ter mais dificuldade em combater os vírus respiratórios que frequentemente desencadeiam um ataque de asma. Incentivar os pais a garantir um ambiente agradável durante a refeição, facilitar uma posição correta para reduzir o risco de aspiração e proporcionar uma boa higiene oral antes de comer. Proporcionar companhia durante a refeição, porque os aspectos sociais da alimentação são importantes para as crianças. Ofereça refeições pequenas e frequentes. Ofereça muitas frutas e legumes. Oferecer todos os alimentos e líquidos que a criança desejar, mas evitar o incentivo excessivo para comer ou beber (Weness, 2014).

Coma alimentos com ácidos gordos ómega 3, que se encontram no peixe, a menos que a criança tenha alergia ao peixe e a algumas fontes vegetais, como a linhaça. Evitar as gorduras trans e os ácidos gordos ómega 6 que se encontram em algumas margarinas e alimentos processados, pois podem agravar a asma. Identificar e evitar os alimentos que causam alergia à criança, como leite, ovos, morangos, peixe, marisco, amendoins ou nozes, etc., porque se a criança for exposta a pequenas quantidades destes alimentos, pode ter ataques anafilácticos potencialmente fatais, incluindo broncoespasmo, tosse e pieira no peito, o que exige a procura imediata de cuidados médicos. Evitar os sulfitos que são utilizados nos alimentos enlatados. Evitar dietas muito calóricas, pois podem aumentar o peso, o que é mau não só para a saúde em geral, mas também para a asma em particular. Coma muitas frutas e legumes e aumente a ingestão de uma grande variedade deles, pois ajudam a prevenir ataques de asma (Pierre, 2014).

O défice de volume de fluidos, ou hipovolemia, ocorre principalmente devido a uma perda de fluidos corporais ou à deslocação de fluidos para o terceiro espaço, ou a uma ingestão reduzida de fluidos. As fontes comuns de perda de fluidos são o trato gastrointestinal (TGI), a poliúria e o aumento da transpiração. Nas crianças asmáticas, as fontes comuns de perda de fluidos são a dificuldade de ingestão de fluidos, a perda insensível de fluidos devido à hiperventilação e a diaforese. O objetivo de enfermagem é manter uma hidratação adequada, evidenciada por um bom turgor cutâneo e um débito urinário de 1-2 ml/kg/hora. O reconhecimento e o tratamento precoces são fundamentais para evitar complicações potencialmente fatais (NANDA, 2012).

O enfermeiro deve avaliar a ingestão diária de líquidos da criança, o turgor da pele e a membrana mucosa. Avaliar a cor e a quantidade de urina. Comunicar a produção de urina inferior a 30 ml por hora. A urina concentrada indica um défice de líquidos. Avaliar o peso diariamente e de forma consistente, com a mesma balança, roupa e, de preferência, à mesma hora do dia para facilitar a medição exacta. Monitorizar e documentar os sinais vitais. Monitorizar o nível de hemoglobina, os electrólitos séricos e a osmolaridade da urina e comunicar os valores anormais. A hemoglobina elevada e o azoto ureico no sangue (BUN) elevado sugerem um défice de fluidos. A gravidade específica da urina está igualmente aumentada. Documentar o estado mental de base e registar durante cada turno de enfermagem. Determinar as preferências da criança em termos de fluidos:

tipo e temperatura, mas evitar fluidos frios, uma vez que podem desencadear broncoespasmo reflexo (Brennan, 2013).

O enfermeiro deve observar a criança para detetar sinais e sintomas de desidratação, tais como turgor cutâneo fraco, secura da membrana mucosa, diminuição do débito urinário, urina escura e concentrada. Incentivar a ingestão de líquidos por via oral, oferecendo líquidos à criança quando o ataque agudo de asma diminuir, para reduzir o risco de aspiração. Administrar líquidos em pequenas doses frequentes para evitar a distensão abdominal que pode interferir com o movimento diafragmático. Medir e registar a ingestão e o débito. Utilizar técnicas lúdicas adequadas à idade da criança para incentivar a ingestão de líquidos. Corrigir a desidratação lentamente, uma vez que a hidratação excessiva pode aumentar a acumulação de fluidos pulmonares intersticiais, levando ao aumento da obstrução das vias aéreas (Gavin, 2013).

A intolerância à atividade está principalmente relacionada com a fadiga generalizada e a debilitação secundária à doença crónica. As intervenções de enfermagem destinam-se a diminuir o nível de fadiga e a promover uma atividade física óptima. O enfermeiro deve avaliar o nível de tolerância física da criança, o que ajuda a definir o que ela é capaz de fazer. Avaliar a influência da atividade na condição da criança, uma vez que a atividade pode estimular os sintomas de ataque asmático. Monitorizar o padrão de sono da criança e a quantidade de sono conseguida nos últimos dias. Incentivar a criança ou os pais de crianças pequenas a aumentar gradualmente a atividade. Incentivar exercícios activos de amplitude de movimento (ADM) para manter a força muscular e a amplitude de movimento das articulações (Gartner, 2013).

Proporcionar actividades lúdicas bastante diversificadas, adequadas à idade e aos interesses da criança, que promovam o descanso e evitem o tédio. Proporcionar apoio emocional enquanto aumenta a atividade para promover uma atitude positiva em relação às capacidades da criança. Escolher um colega de quarto adequado, de idade e interesses semelhantes, para diminuir o sentimento de solidão. Organizar as actividades para maximizar o tempo de sono. Programar as visitas de modo a permitir um descanso suficiente. Reforçar a regularidade das horas de sono. Instruir a criança a descansar quando se sentir cansada. Estar atento aos sinais de que a criança está cansada e reforçar o período de descanso e sono. Monitorizar a EV antes e depois de qualquer atividade e registar quaisquer alterações anormais (Ackley & Ladwig, 2009).

É provável que os pais de uma criança asmática sofram de ansiedade situacional devido ao facto de o seu filho pequeno ter sofrido inesperadamente um ataque de asma e ter sido hospitalizado. O sofrimento emocional pode ser suficientemente grande para que a ansiedade os iniba de prestar apoio positivo e os cuidados necessários ao seu filho. Também pode haver preocupações financeiras. O custo dos tratamentos e procedimentos médicos pode ser dispendioso para as famílias e, por vezes, os pais têm de voltar a trabalhar a tempo parcial para cuidar do filho. Se a família viver muito longe dos serviços médicos, pode mesmo ter de mudar de casa para ficar mais perto dos serviços de saúde. Este facto terá um impacto em toda a família. Estas pressões podem levar ao stress, à exaustão e a tensões nas relações familiares (Sales et al., 2008).

Diminuir o nível de ansiedade é o principal objetivo da intervenção de enfermagem, pelo que o enfermeiro deve avaliar o nível de ansiedade dos pais, a compreensão da doença, o motivo da hospitalização, a resposta à doença e a hospitalização anterior. Permitir a expressão de sentimentos e preocupações sobre a doença da criança e ouvir individualmente a criança e os pais. Orientar a criança sobre o ambiente e o quarto do hospital, as rotinas, as refeições e as brincadeiras. Apresentar aos membros do pessoal os formulários a assinar e as políticas do hospital. Incentivar a participação da criança e dos pais no planeamento e na intervenção dos cuidados. Encaminhar os pais para uma área que possam precisar de utilizar fora da unidade, como a sala de jantar ou a capela. Permitir que os pais façam perguntas e manifestem as suas preocupações. Proporcionar um ambiente calmo e acolhedor e evitar apressar as interações e os cuidados (Brook et al., 2009). Permitir que os pais permaneçam com a criança e que a possam abraçar e acariciar. Permitir que os pais e a criança incorporem as rotinas de casa tanto quanto possível; trazer brinquedos, cassetes e comida favorita de casa, conforme apropriado. Manter um ambiente tranquilo e controlar as visitas.

Informar e explicar todos os tratamentos e procedimentos numa linguagem simples aos pais, de acordo com o seu nível de instrução e as suas necessidades. Estar disponível para os pais para facilitar a sua adaptação. O enfermeiro deve manter os pais sempre informados sobre o estado da criança (luxner, 2010).

Dar formação aos pais sobre os cuidados a ter com as crises de asma em casa, uma vez que as crises de asma graves podem ser fatais. Os primeiros sinais de ataques de asma graves incluem: aumento da pieira, falta de ar, aumento da tosse, letargia ou redução da tolerância ao exercício, perturbação das actividades diárias, incluindo a alimentação, e má resposta à medicação de alívio. Cuidados imediatos com a criança, incluindo: sentar a criança confortavelmente na posição semi Fowler, desapertar as roupas apertadas, tranquilizar a criança com uma atitude calmante, identificar o que desencadeou os sintomas e retirar a criança dos factores desencadeantes, administrar duas a quatro inalações de agonistas B2 de ação rápida através de uma máscara ou de um dispositivo espaçador. A dose subsequente é de duas inalações de dois em dois minutos, até um máximo de 10, consoante a resposta (Global Initiative for Asthma, 2009).

Observar a criança e manter uma atmosfera de repouso durante uma a duas horas. Se a exacerbação grave não for resolvida em 1 a 2 horas, apesar da administração repetida de broncodilatador com ou sem adição de CS oral, encaminhar a criança para o hospital para tratamento posterior. No caso de crianças com menos de 2 anos, deve ser procurada assistência médica precoce, uma vez que o risco de desidratação e fadiga respiratória é maior. Outras indicações para encaminhar a criança para o hospital incluem: paragem respiratória iminente, falta de supervisão em casa, recorrência de sinais de gravidade nas 48 horas seguintes à exacerbação inicial (Norwood, 2014).

Os pais devem ser informados sobre a utilização de esteróides e devem ser tranquilizados quanto ao facto de, na dosagem convencional por inalação, o risco de asma grave ser superior aos efeitos secundários da medicação. O enfermeiro deve sublinhar que a medicação deve ser tomada mesmo quando a criança se está a sentir bem. Ensinar aos pais e à criança como monitorizar o PEFR e informar os pais de que devem informar o médico sobre qualquer diminuição, uma vez que a diminuição do PEFR indica a necessidade de alterar a medicação e a dosagem. Também deve ser pedido aos pais que mantenham um registo dos sintomas diários, como tosse, pieira, falta de ar, perturbações do sono e medicação necessária para manter a criança sem sintomas. Estes registos ajudam a aumentar ou diminuir a farmacoterapia da criança asmática (Plaut, 2008).

Os pais devem ser envolvidos e informados sobre as medidas necessárias para minimizar a exposição a potenciais factores de desencadeamento ambientais. Relativamente à terapêutica farmacológica, é importante que os pais compreendam como funcionam os medicamentos e como os devem tomar, incluindo a utilização de um inalador com espaçador (figura 11) ou de uma máscara facial (figura 12), bem como os potenciais efeitos nocivos dos medicamentos. Instruir os pais para enxaguar a boca da criança com água após a utilização de inalantes que contenham esteróides para evitar a infeção oral por leveduras (Ghai et al., 2009).

1 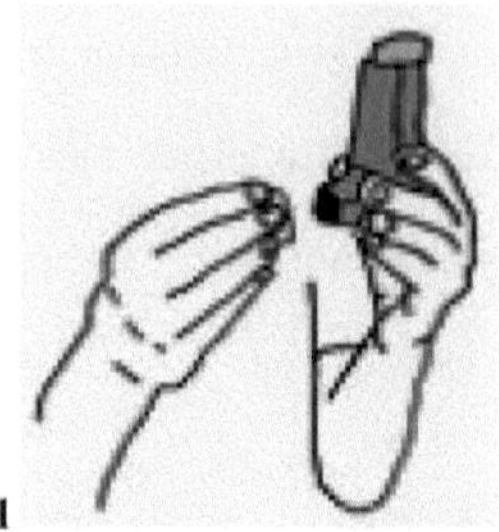

2 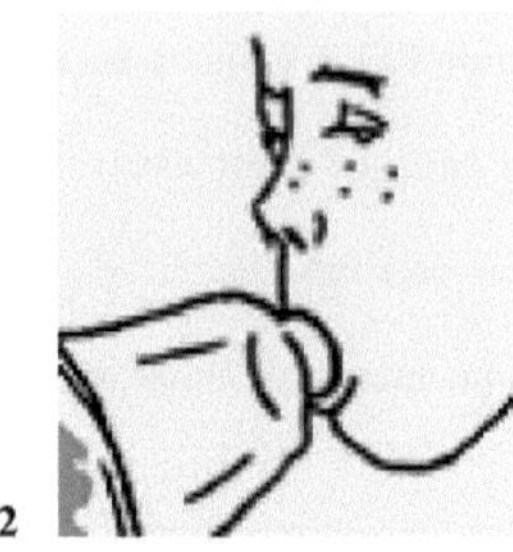

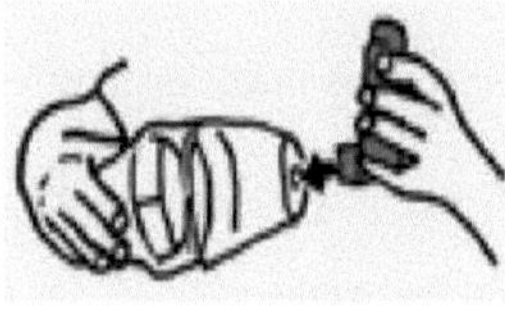

Place mouthpiece in mouth and ensure lips seal around it, and breath out gently

Remove cap from puffer. Shake puffer well. Attach puffer to end of spacer

3 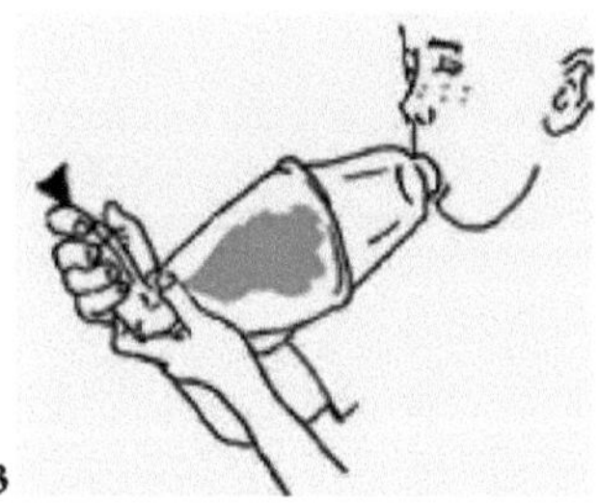

4 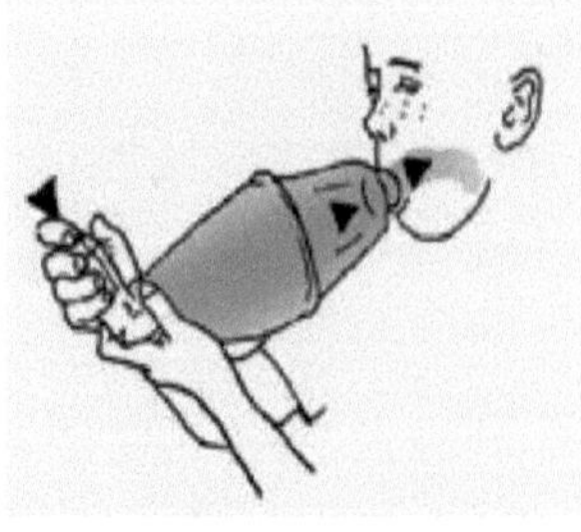

Press down in puffer canister once to fire medication into spacer

breath in and out normally for 4 breaths, hold for up to 10 seconds and breath out gently away from mouth piece

Figura (10): Como Utilizar o Inalador com Espaçador e Boquilha. Adotado de: www.asthmaaustralia.org.au.

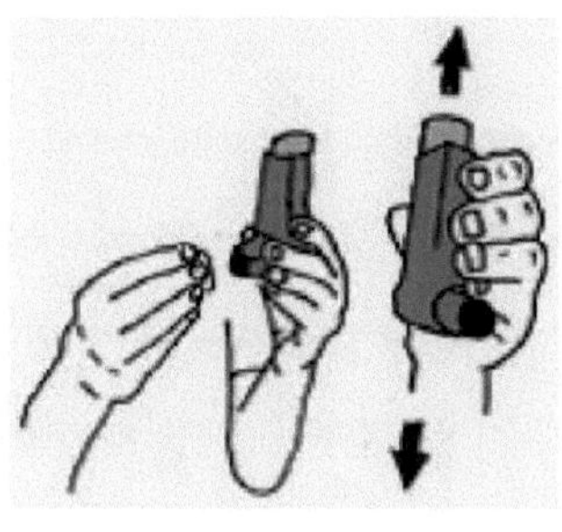

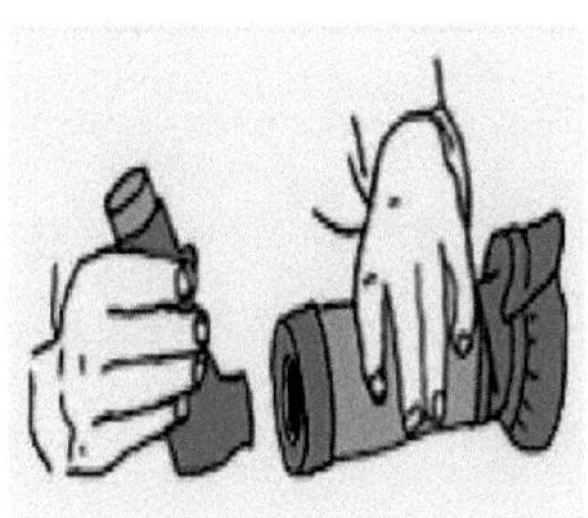

1 2

Remove cap from puffer, shake puffer well

attach puffer to end of spacer

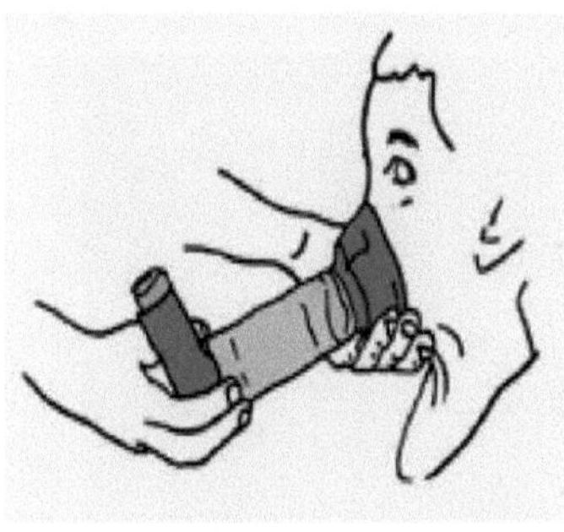

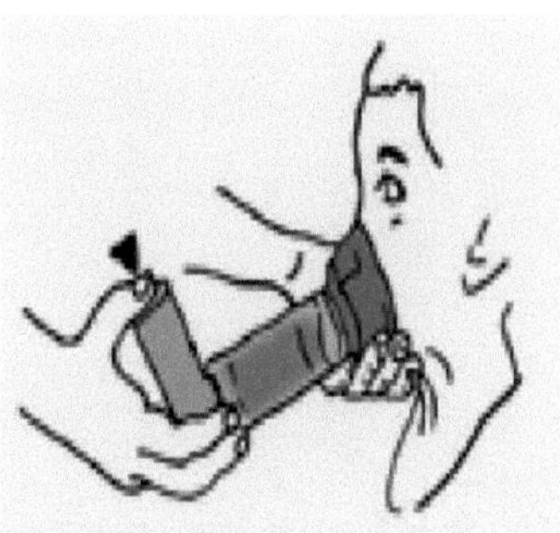

3

Gently place mask over mouth and nose so there are no gaps around the edges. breathe out gently

4

press down on puffer once to fire medication into spacer. Breathe in and out normally for 4 breaths, hold for up to 10 second, breath out gently away from mouth piece.

Figura (11): Como utilizar o inalador com espaçador e máscara. Adotado de: http://www.hpsm.org.

Os dispositivos de espaçamento com máscaras faciais podem ser utilizados em crianças com menos de três anos de idade. Os espaçadores com bocal são normalmente mais adequados para crianças mais velhas. Os espaçadores são limpos todas as semanas, mais frequentemente se a válvula ficar bloqueada ou se o espaçador estiver turvo. Lavar o espaçador em água morna com sabão, não enxaguar, deixar secar ao ar e não limpar. O inalador deve ser limpo todas as semanas para evitar o entupimento devido à acumulação de medicamentos. Retirar o recipiente metálico, não lavar o recipiente e lavar apenas o suporte de plástico, enxaguar a boquilha por cima e por baixo com água morna corrente durante pelo menos 30 segundos, lavar a tampa da boquilha, deixar secar ao ar e voltar a montar (Global Initiative for Asthma, 2013).

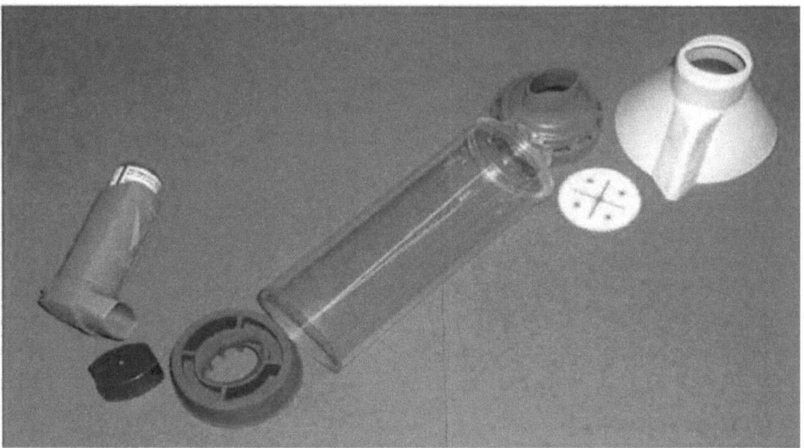

Figura (12): Partes de dispositivos espaçadores e de um soprador. Adotado de http://www.wvasthma.org.

O nebulizador (figura 14) é um dispositivo que converte os medicamentos para a asma de líquido em névoa fina inalada através de peças bucais ou máscaras. A criança pode respirar normalmente e não é necessária qualquer coordenação especial. O nebulizador é útil para crianças pequenas e algumas crianças com asma mais grave ou aguda que não podem utilizar um MDI ou DPI. A utilização de um nebulizador pode ser mais demorada, podendo demorar 10 a 15 minutos para um tratamento. A maioria das crianças obtém o mesmo efeito utilizando um insuflador e um espaçador

(American Academy of Pediatrics, 2012).

Todos os medicamentos administrados através de um nebulizador também estão disponíveis num vaporizador. O nebulizador é por vezes recomendado se a utilização de um insuflador e de um espaçador for difícil para algumas crianças ou prestadores de cuidados. O nebulizador (figura 14) é composto por várias partes: um pequeno copo que contém o medicamento líquido, um compressor, que é uma máquina que transforma o medicamento líquido numa névoa, tubos que ligam o compressor ao copo do nebulizador e uma máscara ou uma boquilha que administra o medicamento diretamente à criança (American Academy of Allergy, Asthma & Immunology, 2013)

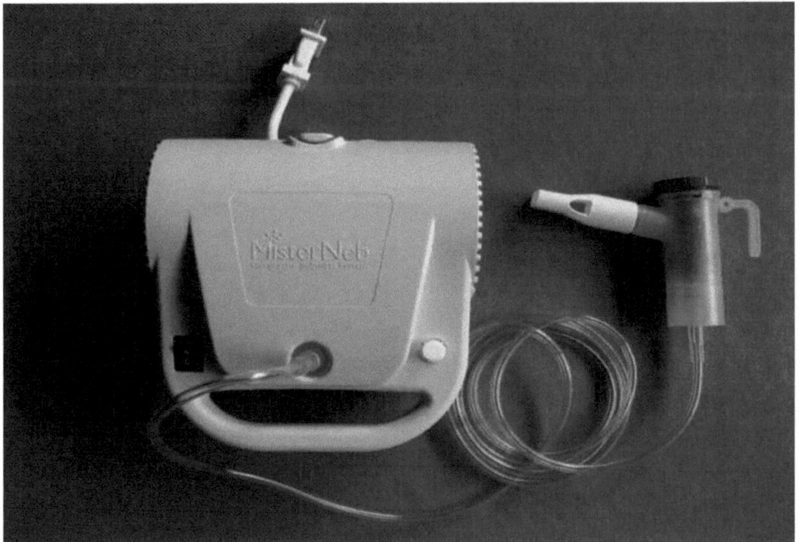

Figura (13). Dispositivo de nebulização, adotado de http://www.nlm.nih.gov

O nebulizador deve ser utilizado da seguinte forma: Colocar o compressor perto de uma fonte de alimentação que permita alcançar o interrutor de ligar/desligar, lavar as mãos antes de preparar cada tratamento e começar com um copo de nebulização limpo, medir a dose correta de medicamentos e colocar o medicamento no copo de nebulização, fixar a boquilha ou a máscara ao copo de nebulização, ligar a tubagem do compressor à parte inferior do copo de nebulização, sentar a criança numa posição vertical e descontraída, ligar o compressor de ar, pedir à criança que feche os lábios à volta da boquilha e colocar a boquilha em cima da língua. Se for utilizada uma máscara, colocar a máscara no nariz e na boca da criança, inspirar a névoa de aerossol lentamente através da boca e expirar lentamente até a medicação desaparecer ou ouvir um som de borbulhar, desligar o compressor de ar e desligar a tubagem do fundo do copo do nebulizador (American Lung Association, 2013).

Após cada tratamento, lavar o copo do nebulizador e a boquilha com água quente da torneira. No final de cada dia, lavar o copo e a boquilha em água quente da torneira com detergente líquido. Enxaguar bem. Deixar secar ao ar. Não lave a tubagem. Se o tubo ficar molhado por dentro, compre um tubo novo. Uma criança que não fique quieta e não coopere pode não receber uma dose correta do medicamento. Para tornar a utilização do nebulizador mais fácil e agradável, os pais devem utilizar o nebulizador à mesma hora todos os dias, para que a criança saiba o que esperar (American academy of pediatrics, 2013).

Se a criança tiver medo da máscara, fale sobre o seu funcionamento ou veja um vídeo sobre ela antes de ligar o nebulizador. Os pais podem comprar máscaras com a forma de dragões e outros animais. Permitir que a criança decore a máquina de nebulização com autocolantes. Faça com que o tempo que a criança passa sentada seja o mais divertido possível. Leia histórias, cante canções ou tire alguns brinquedos especiais apenas disponíveis durante o tempo de nebulização. Veja um pequeno vídeo em conjunto. Elogiar a criança por um trabalho bem feito (Ben- Joseph, 2014).

O controlo da asma é influenciado não só pela forma como é gerida através de medicamentos e outras intervenções médicas, mas também pela forma como as crianças e os pais identificam e previnem os factores desencadeantes da asma no ambiente em que vivem. O enfermeiro pediátrico deve avaliar os conhecimentos dos pais sobre a prevenção dos factores desencadeantes da asma. A prevenção dos factores desencadeantes da asma é uma das principais preocupações de saúde no tratamento a longo prazo da asma nas crianças. O enfermeiro deve fornecer ensinamentos de saúde sobre como prevenir os factores desencadeantes interiores e exteriores, como os seguintes: os factores desencadeantes ambientais interiores mais comuns: fumo passivo, ácaros, bolor, animais de estimação e baratas (Schultz, 2011).

O fumo passivo contém mais de 4.000 substâncias e mais de 40 são cancerígenas. Os subprodutos do fumo não são causados apenas pelo fumo do tabaco, mas também pela queima de madeira, velas, carvão, querosene e gás natural. As partículas de fumo aderem à roupa das crianças e podem afetar as crianças pequenas quando as seguram ao colo. Pode desencadear ataques de asma. Não permitir que se fume dentro de casa ou nos veículos. Limitar a utilização de lareiras e velas. Peça às visitas que fumam para saírem. Lembre-se que abrir as janelas e as portas não protege as crianças do FTA. Use vestuário adicional e retire-o depois de fumar e lave as mãos antes de voltar para junto do seu filho. Evite levar o seu filho para locais com fumo (Gelfand, 2012).

Os ácaros do pó são demasiado pequenos para serem vistos e encontram-se em quase todo o lado. É essencial limpar semanalmente as superfícies duras, incluindo o chão, com um pano húmido ou eletrostático, em vez de limpar o pó ou varrer. Utilize uma capa resistente aos ácaros para colchões, almofadas e edredões. Estes devem ser lavados de 2 em 2 meses, bem como os brinquedos de peluche e o mobiliário.

A roupa de cama de penas é preferível à pele de carneiro ou à roupa de baixo de lã. Agite e areje as almofadas e os edredões ao sol semanalmente e lave os lençóis e as fronhas semanalmente. A lavagem à temperatura normal da água elimina mais de 95% dos alergénios, mas não mata os ácaros, pelo que é necessária uma lavagem regular. A criança deve evitar voltar a entrar na divisão durante cerca de 20 minutos após a aspiração. Se possível, reduzir a desarrumação da cama e do quarto, retirando os peluches e os móveis macios (British Allergy Foundation, 2012).

Os bolores são um tipo de fungo que cresce em superfícies húmidas. Os bolores crescem em materiais orgânicos como a madeira, paredes de gesso, papel de parede, alcatifa e alimentos. Evite os bolores reduzindo a humidade através de uma casa seca, bem ventilada e com um isolamento natural adequado. Para eliminar os bolores visíveis, limpe regularmente os tabuleiros do frigorífico, mantenha as unidades de ar condicionado limpas, remova as plantas de interior e evite trabalhar com composto de jardim e cobertura vegetal. Nos dias frios, tente manter a temperatura interior pelo menos 5°C mais alta do que a temperatura exterior e forneça continuamente um nível baixo de calor seco. Substituir a alcatifa por pavimentos de superfície dura na cave (Centers for Disease Control and Prevention, 2014).

Relativamente aos animais de estimação dentro de casa. Os pais devem manter os animais de estimação fora de casa, ou se não for possível, mantê-los fora do quarto e das áreas de estar. Sempre que possível, lavar os animais de estimação semanalmente. Os insectos, especialmente as baratas, também podem desencadear asma nas crianças. As crianças podem ser alérgicas às partes do corpo e aos excrementos das baratas. As crianças que têm alergia ao pó têm frequentemente alergia às baratas. Para evitar as baratas, é necessário eliminar os locais onde elas se escondem e eliminar as fontes de resíduos de alimentos e água. Não deixar comida ou lixo à vista, limpar os derrames de comida e as migalhas, utilizar iscos menos tóxicos, ácido bórico ou armadilhas antes de utilizar pesticidas tóxicos. Se utilizar sprays, limite-os à zona infestada. Evitar que a criança se exponha a outros produtos domésticos de interior, tais como vapores de solventes de limpeza, tintas, lixívia líquida, desodorizantes em spray, perfumes, pesticidas, produtos de limpeza de fornos, desentupidores de canos e produtos de pulverização em aerossol (Partners Asthma Center, 2010).

Recomenda-se que se evitem os factores desencadeantes no exterior. Os factores desencadeantes mais comuns no exterior são a poluição do ar e as alterações climáticas. Se o nível de poluição do ar for elevado ou se houver mudanças de temperatura. Recomenda-se que a criança permaneça em casa com as janelas e as portas fechadas e que tome os medicamentos de controlo da asma. Esteja atento a quaisquer alterações meteorológicas previstas, seguindo as notícias meteorológicas nos meios de comunicação social. Evitar que a criança passe de um ambiente com pouca humidade para um ambiente com muita humidade, ou de um ambiente frio para um ambiente quente, tanto quanto possível (Kunzli, 2012).

Os outros factores que desencadeiam a asma são as infecções respiratórias virais, os medicamentos, os factores emocionais e as brincadeiras ou o exercício físico. Os vírus respiratórios comuns da infância são o fator desencadeante mais comum de um ataque agudo de asma. Os pais devem observar os primeiros sinais de constipação, como corrimento nasal ou tosse, e administrar medicamentos para a constipação o mais rapidamente possível. Qualquer pessoa da família que apresente sintomas de constipação ou gripe deve cobrir o nariz e a boca quando tossir ou espirrar, usar lenços de papel e deitá-los fora depois, lavar bem as mãos com água e sabão e evitar que a criança se aproxime das pessoas infectadas (Asthma Society of Canada, 2014).

Há certos medicamentos que devem ser evitados, como o NS AID, incluindo o ibuprofeno. Instruir os pais para falarem com o médico sobre os medicamentos. As emoções não causam asma, mas se uma criança tiver asma, as emoções podem piorar a asma, pelo que emoções fortes como a ansiedade, o medo, a angústia e o riso podem ser factores desencadeantes da asma. Se a criança sentir estas emoções. Os pais devem ficar perto da criança e tranquilizá-la e relaxá-la (Sturtevant, 2013).

O exercício físico é um fator comum de desencadeamento da asma, com sintomas que ocorrem durante ou após o exercício. Evite o exercício stressante tanto quanto possível. Se a criança se recusar, peça-lhe que comece a fazer exercício e brinque com exercícios de aquecimento e termine com exercícios de arrefecimento. Pode ser útil administrar a medicação azul de alívio 5-10 minutos antes de iniciar o exercício. Recomenda-se que se evite fazer exercício ou brincar no exterior quando o nível de poluição atmosférica for elevado ou se a criança não se sentir bem com sintomas de constipação ou gripe. Se surgirem sintomas durante o exercício, é importante interromper o exercício e administrar à criança o medicamento azul de alívio (American Academy of Pediatrics, 2013).

É essencial monitorizar regularmente o controlo da asma nas consultas de acompanhamento, porque a asma é muito variável. Pode mudar ao longo do tempo, variar consoante a estação do ano ou a situação e variar de criança para criança e a resposta ao tratamento da asma também pode variar. A monitorização periódica do controlo da asma através de consultas clínicas é essencial para intensificar a terapêutica, o que implica aumentar a dose, o número de medicamentos e a frequência, conforme necessário, ou reduzir a terapêutica, quando possível, para a medicação mínima necessária para manter o controlo. Além disso, o intervalo entre as consultas de acompanhamento pode variar em função do nível ou da duração do controlo da asma, bem como do nível de tratamento necessário (National Heart Lung and Blood Institute, 2012).

A frequência das consultas de seguimento é uma questão de avaliação clínica. Esta varia em função do nível de controlo da asma. Em geral, as consultas das crianças devem ser marcadas com intervalos de 2 a 6 semanas enquanto iniciam a terapêutica ou intensificam a terapêutica para atingir o controlo, com intervalos de 1 a 6 meses após o controlo da asma ter sido atingido, para monitorizar se o controlo da asma é mantido, e com intervalos de 3 meses se for antecipada uma redução da terapêutica. As crianças que recebem alta do serviço de urgência devem ser encaminhadas para uma consulta de acompanhamento da asma no prazo de 1 a 4 semanas. Os cuidados de acompanhamento atempados são essenciais para evitar recaídas (National Asthma Control Initiative, 2013)

Avaliação

Os possíveis resultados da avaliação dos cuidados prestados à criança asmática são: som torácico nítido, frequência respiratória dentro dos limites normais, não utilização de músculos acessórios, ausência de queixas de dor ao respirar, análise dos gases sanguíneos dentro dos limites normais, ausência de sinais de insuficiência respiratória, aumento da ingestão nutricional, peso normal da criança, turgor cutâneo normal, ausência de queixas de fadiga, ausência de falta de ar durante as brincadeiras e aumento da tolerância à atividade relacionada com a idade da criança. Os pais expressam os seus sentimentos, demonstram conhecimentos sobre os cuidados a ter com a criança durante as crises de asma, demonstram conhecimentos sobre a prevenção dos factores desencadeantes da asma, a utilização do nebulizador e do inalador e o plano de acompanhamento da criança (NANDA, 2012).

CAPÍTULO III

Sujeitos e métodos

Este capítulo apresenta o objetivo do presente estudo, as questões de investigação, o desenho da investigação, o cenário, a amostra, o instrumento, o sistema de pontuação, o procedimento de recolha de dados utilizado, o estudo-piloto, as considerações éticas, a análise estatística e, finalmente, as limitações do estudo.

Objetivo do estudo

O objetivo do presente estudo foi avaliar os conhecimentos e as práticas das mães de crianças com menos de cinco anos com asma brônquica.

Questões de investigação

Os resultados do estudo responderam às seguintes questões:

Q1: quais são os conhecimentos das mães sobre o controlo da asma?

Q2 Quais são as práticas relatadas pelas mães sobre o controlo da asma?

Conceção da investigação

Para a realização do presente estudo, foi utilizado um modelo de investigação descritiva.

Definição

O estudo foi realizado numa clínica ambulatória de um dos hospitais pediátricos. Esta clínica presta cuidados a todas as crianças diagnosticadas com qualquer problema respiratório, como asma brônquica, bronquite e pneumonia. Esta clínica presta cuidados gratuitos a crianças de todas as faixas etárias. A clínica presta cuidados a crianças diagnosticadas com asma brônquica durante 3 dias por semana (sábado, segunda e quarta-feira).

Amostra

Foi incluída no estudo uma amostra conveniente de 70 mães de crianças com diagnóstico de asma brônquica há pelo menos 6 meses que preenchiam os critérios de inclusão.

Critérios de inclusão:

As mães têm filhos com idades compreendidas entre 1 e 5 anos, de ambos os sexos, com diagnóstico de asma brônquica há pelo menos seis meses.

Instrumentos de recolha de dados

Um instrumento utilizado para recolher os dados necessários foi desenvolvido pelo investigador para recolher os dados necessários após uma análise exaustiva da literatura relacionada. Este instrumento foi um programa de entrevista estruturado (Anexo B) que contém 74 perguntas. O instrumento foi dividido em 4 partes, como se segue

Part I: Dados sócio-demográficos

Dados sócio-demográficos sobre a criança e a sua família, que incluíam 10 perguntas, tais como: idade da criança, sexo e idade da mãe, profissão, nível de escolaridade, etc.

Part II: Desencadeantes da asma: dados sobre factores predisponentes, divididos em 3 itens:

(A) Factores desencadeantes da asma no interior e no exterior, que inclui 11 perguntas como a residência da criança, o número do quarto, a presença de janelas em cada quarto, a presença de animais em casa, etc.

(B) História clínica da asma brônquica da criança e da sua família, que inclui 12 perguntas, como a duração da doença, o número de ataques por mês, alergias alimentares, história familiar de asma, etc.

(C) Brincadeiras e actividades da criança, que incluem 4 perguntas, tais como as brincadeiras preferidas da criança, os jogos proibidos para crianças asmáticas, a atividade de vida diária da criança, etc.

Part III: Conhecimentos das mães sobre a asma

Esta parte foi utilizada para avaliar os conhecimentos das mães sobre a asma. Incluía 13 perguntas, tais como a definição de asma brônquica, sinais e sintomas, factores desencadeantes da asma, prevenção de ataques, medicação para a asma, importância do nebulizador, importância do inalador, etc. As perguntas tinham a forma de perguntas de escolha múltipla e a resposta a cada pergunta incluía: Não sei, resposta incompleta e resposta completa.

Sistema de pontuação dos conhecimentos das mães:

O conhecimento das mães sobre a asma inclui 13 perguntas. A pontuação de cada pergunta foi a seguinte: Não sei = 0 pontos, resposta incompleta = 1 ponto e resposta completa = 2 pontos. A pontuação total do conhecimento das mães foi de 26 pontos, categorizados da seguinte forma:

A pontuação de 0 a 12 indica um conhecimento fraco

A pontuação de 13 a 16 indica um conhecimento razoável

A pontuação de 17 a 21 indica um bom conhecimento

A pontuação de 22 a 26 indica um conhecimento muito bom

IV- Práticas relatadas pelas mães sobre asma:-

Esta parte foi utilizada para avaliar as práticas das mães relativamente à asma. Incluía 18 perguntas, tais como a utilização de insecticidas na presença da criança, a limpeza da casa na presença da criança, os cuidados a ter durante uma crise de asma, a prevenção de uma crise de asma, a utilização de um nebulizador em casa, etc. As perguntas tinham a forma de perguntas de escolha múltipla e a resposta a cada pergunta era "não fiz" ou "fiz".

Sistema de pontuação da prática das mães:

O total de perguntas sobre as práticas das mães em relação à asma inclui 18 perguntas. A pontuação da resposta não feita foi zero e a resposta feita foi 1. A pontuação total das práticas das mães foi de 18 pontos. A pontuação total das práticas das mães foi de 18 pontos e foi categorizada da seguinte forma

A pontuação de 0 a 9 indica más práticas

A pontuação de 10 a 12 indica práticas justas

A pontuação de 13 a 15 indica boas práticas

A pontuação de 16 a 18 indica práticas muito boas

Validade da ferramenta

Os instrumentos de recolha de dados foram desenvolvidos após uma extensa revisão da literatura recente relacionada com a asma. O instrumento foi submetido a um painel de nove peritos no domínio da medicina pediátrica (4) e da enfermagem pediátrica (5) para testar a validade do conteúdo. As alterações aos instrumentos foram efectuadas de acordo com a análise dos peritos sobre a clareza das frases, a adequação do conteúdo e a sequência dos itens.

A consistência interna foi medida para identificar a medida em que os itens dos instrumentos medem o mesmo conceito e se correlacionam entre si. O alfa de Cronbach do instrumento de estudo foi de 0,6, o que indica uma correlação razoável entre os itens do instrumento.

Procedimento

Foi obtida uma autorização oficial da Faculdade de Enfermagem da Universidade do Cairo para que o diretor do hospital pediátrico desse uma autorização oficial ao investigador para recolher os dados necessários. Depois de obter a autorização do diretor do hospital, o investigador deu explicações claras sobre o objetivo e a natureza do estudo a cada mãe que preenchia os critérios de inclusão. Depois disso, foi obtido um consentimento formal por escrito das mães para obter a sua aceitação e cooperação. O investigador entrevistou cada mãe individualmente e preencheu o instrumento. O instrumento foi preenchido num período de 35 a 45 minutos. Cada mãe foi entrevistada individualmente em frente à clínica de asma, na sala de espera das crianças, antes ou depois de entrarem na clínica. Isto foi feito todos os sábados, segundas e quartas-feiras. A duração do atual estudo começou em agosto de 2011 e terminou em janeiro de 2012

Estudo-piloto

O estudo piloto foi realizado com 10% das mães de crianças com menos de 5 anos de idade com asma brônquica, no ambulatório de um hospital pediátrico, para testar a aplicabilidade e a clareza das perguntas do instrumento de estudo, para estimar o tempo necessário para completar o programa de entrevista estruturada e para acrescentar ou omitir perguntas. Foram efectuadas poucas alterações às perguntas. O estudo-piloto foi incluído na amostra do estudo.

Considerações éticas

Foi obtida a aprovação ética do comité de ética de investigação relevante da Faculdade de Enfermagem da Universidade do Cairo, para aprovar a investigação. Foi obtido um consentimento escrito das mães das crianças depois de explicado o objetivo do estudo, os seus benefícios, a duração do estudo e o instrumento de recolha de dados. A mãe foi informada de que tinha o direito de se retirar do estudo em qualquer altura, sem qualquer efeito no seu tratamento, e foi-lhe assegurada a confidencialidade dos seus dados.

Análise estatística

Foi utilizado um pacote estatístico para estudos sociais (SPSS) versão 11.5 para a análise estatística dos dados. Os dados foram codificados e resumidos utilizando a média, o desvio padrão, o teste t e o coeficiente de correlação de Pearson para as variáveis quantitativas. O teste do Qui quadrado foi utilizado para as variáveis qualitativas. O valor de $p < 0,05$ foi considerado estatisticamente significativo.

Limitações do estudo

- O ambulatório estava muito cheio.
- Algumas mães aceitaram participar no estudo e, durante a entrevista com o investigador, abandonaram a entrevista para entrar na clínica e, quando saíram da clínica, recusaram-se a completar a entrevista.

CAPÍTULO IV

Resultados

Os resultados do presente estudo serão apresentados em cinco partes. A primeira parte trata das caraterísticas sócio-demográficas das crianças e das suas mães, a segunda parte centra-se nos factores desencadeantes da asma, a terceira parte revela a história da doença das crianças e a história familiar de asma, a quarta parte representa a resposta à primeira pergunta sobre os conhecimentos das mães relativamente à asma e a quinta parte revela a resposta à segunda pergunta sobre as práticas relatadas pelas mães relativamente à asma.

Parte I: Caraterísticas sociodemográficas das crianças e das suas mães.

Table (1) O estudo revela que mais de um terço das crianças (37,1%) tem idade entre 4 e 5 anos, e a minoria (18,6%) tem idade entre 2 e 3 anos, sendo a média de idade das crianças de 3,08 ± 1,35 anos. Em relação ao grau de parentesco, mais de um terço das crianças (35,7%) foi classificado como o primeiro filho, enquanto a minoria (17,1%) foi classificada como o quarto filho ou mais. Em relação ao número de irmãos, menos de um terço das crianças (31,4%) tinha dois irmãos e a minoria (15,7%) não tinha irmãos.

A figura (1) ilustra que quase dois terços das crianças (62,9%) eram do sexo masculino, enquanto mais de um terço (37,1%) eram do sexo feminino.
Um terço das mães (37,1%) tinha diploma ou ensino secundário, seguido de 18,6% com ensino preparatório e 4,3% com ensino superior.

Como mostra a figura (2), no que diz respeito à fonte de conhecimento das mães, mais de metade das mães (54,3%) mencionou que a principal fonte de informação era o médico, enquanto 18% mencionaram a enfermeira

Tabela (1) Distribuição percentual das caraterísticas sociodemográficas das crianças (n=70)

Items	N	%
-Childs' age/year:-		
1<2	15	21.4
2<3	13	18.6
3<4	16	22.9
4≤5	26	37.1
Mean ± SD = 3.08 ± 1.35		
-Rank		
1-	25	35.7
2-	17	24.3
3-	16	22.9
4+	12	17.1
-Siblings number		
0-	11	15.7
1-	17	24.3
2-	22	31.4
3+	20	28.6
Mean ± SD = 1.8±1.2		

Figura (1): Distribuição percentual da amostra quanto ao género da criança (n=70)

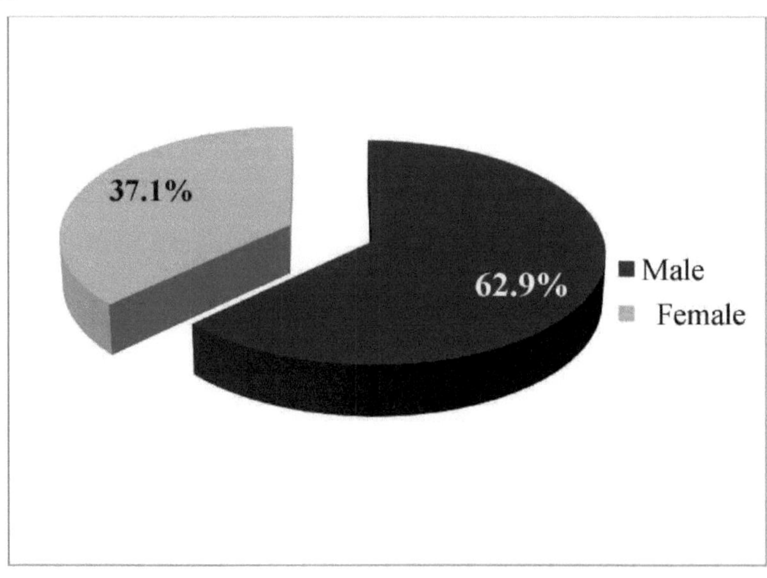

Tabela (2) Distribuição percentual das caraterísticas sociodemográficas das mães (n=70)

Items	N	%
-Mothers' age/year:-		
15≤20	1	1.4
21≤25	14	19.4
26≤30	29	41.4
31+	26	37.1
Mean ± SD = 29.4±5.2		
-Mothers' work:-		
Housewife	65	92.9
Employee	5	7.1
-Education:-		
Illiterate	11	15.7
Read and write	13	18.5
Primary education	4	5.7
Preparatory education	13	18.6
Diploma / secondary	26	37.1
High education	3	4.3

Figura (2): Distribuição percentual da amostra relativamente à fonte de conhecimento das mães (n=70)

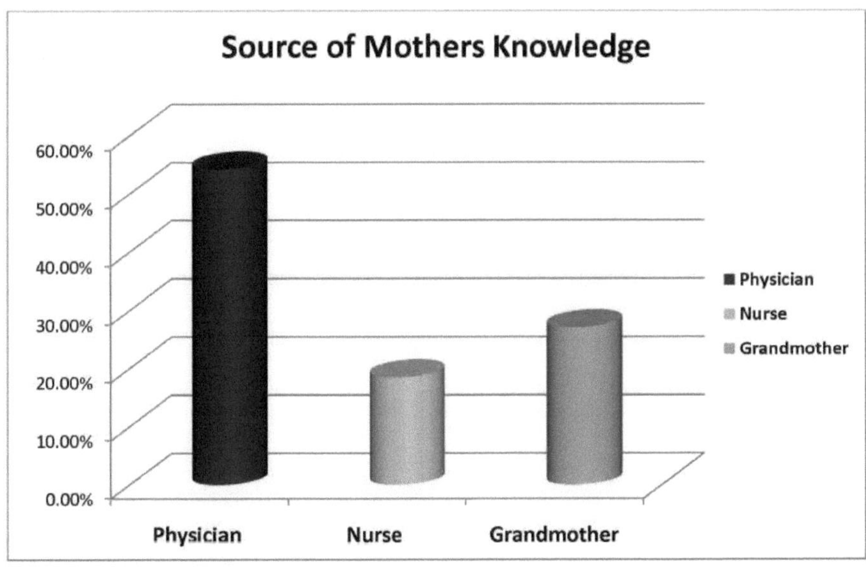

Parte II Factores desencadeantes da asma nas crianças

É evidente na tabela (3) que quase dois terços (64,3%) das crianças vivem em zonas urbanas, enquanto mais de um terço (35,7%) vive em zonas rurais. A grande maioria das crianças das zonas urbanas e rurais tinha duas ou mais divisões nas suas casas (91,1% e 96%, respetivamente). Em relação à presença de janela/quarto, um pouco mais de três quartos das crianças (75,6%) que vivem em áreas urbanas e a maioria das crianças (88%) que vivem em áreas rurais têm uma janela em cada quarto. Relativamente à presença de animais em casa, a maioria das crianças que vive em zonas urbanas e rurais não tem animais em casa (100%, 88% respetivamente). A minoria das crianças (12%) que vive na zona rural tinha

aves domésticas em casa. Houve uma diferença estatisticamente significativa entre as crianças que vivem em zonas urbanas e rurais relativamente à presença de animais em casa ($X^2 = 3,7$, $p=0,05$).

Na mesma tabela, no que respeita às plantas em casa, todas as crianças que vivem em zonas urbanas e rurais (100%) não têm plantas nas suas casas. Relativamente ao vestuário das crianças, mais de metade das crianças das zonas urbanas e a maioria das crianças das zonas rurais usam roupa de algodão (57,7%, 80% respetivamente). No que diz respeito à roupa proibida para as crianças, três quintos das crianças das zonas urbanas e mais de metade das crianças das zonas rurais sabem que as mães devem evitar que os filhos usem roupa de lã ou poliéster (60%, 56%, respetivamente). Não houve diferenças estatisticamente significativas entre as crianças que vivem em zonas urbanas e rurais no que respeita ao número de quartos, à presença de janelas em cada quarto, ao tipo de roupa das crianças e à roupa proibida para as crianças.

A Figura (3) demonstrou que a maioria das crianças (80%) nas zonas urbanas tem uma fonte de poluição no exterior das casas, enquanto a grande maioria das crianças (92%) nas zonas rurais não tem qualquer fonte de poluição no exterior das suas casas.

A Tabela (4) revela que, em relação ao tipo de poluição fora de casa, metade das crianças que vivem em áreas urbanas e a minoria das crianças que vivem em áreas rurais têm fonte de fumo fora de casa (50%, 8% respetivamente). Houve uma diferença estatisticamente significativa entre as zonas urbanas e rurais relativamente à fonte de poluição fora de casa e ao tipo de poluição (X2= 41,2, p=0,00, X2=51,9, P=0,04, respetivamente). Não houve diferença estatisticamente significativa entre as zonas urbanas e rurais no que respeita à frequência do infantário (X2= 0,41, p>0,05).

A minoria das crianças da zona urbana tinha outras fontes de poluição, como o couro e a madeira. No que diz respeito às crianças que frequentam o infantário, menos de dois terços das crianças das zonas urbanas e menos de três quartos das crianças das zonas rurais não frequentaram o infantário (64,4%, 72% respetivamente).

Tabela (3) Comparação entre as crianças das zonas urbana e rural relativamente aos factores desencadeantes da asma no interior das habitações (n=70)

Items	Urban (n= 45)		Rural (n=25)		X^2	p-value
	N	%	N	%		
- Child's residence	45	64.3	25	35.7		
- Room number:-						
One	4	8.9	1	4		
Two or more	41	91.1	24	96	0.58	0.7
- Presence of window/room:-						
No	11	24.4	3	12		
Yes	34	75.6	22	88	1.5	0.2
- Presence of animals at home:-						
No	45	100	22	88	3.7	0.05*
Yes	0	0	3	12		
- Type of animal at home:						
Poultry	0	0	3	12	-	-
Cats or dogs	0	0	0	0		
- Presence of plants at home:-						
No	45	100	25	100	-	-
Yes	0	0	0	0		
- Kind of child's cloths:-						
Most cotton	26	57.7	20	80	4.4	0.10
Most polyesters	19	42.3	5	20		
- Child's forbidden clothes:-						
None	18	40	11	44	0.60	0.7
Wool and polyesters	27	60	14	56		

* $P \leq 0.05$

Figura (3): Distribuição percentual da amostra relativamente à presença de poluição no exterior da casa (n=70)

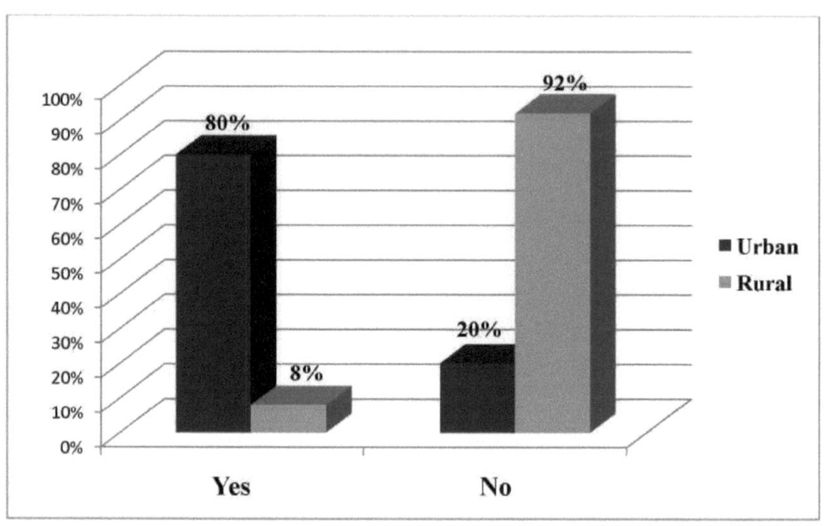

Tabela (4) Comparação entre crianças de zonas urbanas e rurais relativamente aos factores desencadeantes de asma no exterior (n=70)

Items	Urban (n= 45) N	%	Rural (n=25) N	%	X^2	p-value
-Pollution source outside the house:-						
No	9	20	23	92	41.2	0.00**
Yes	36	80	2	8		
-Types of pollution:-						
Cement and marble Factories	9	25	0	0		
Smoke source	18	50	2	8	51.9	0.04*
Paint shop	7	19.4	0	0		
Others as (leather and wood)	2	5.6	0	0		
-Child go to nursery school:-						
No	29	64.4	18	72	0.41	0.5
Yes	16	35.5	7	28		

* $P \leq 0.05$,

** $P \leq 0.00$

Parte III História da doença na criança e história familiar de asma

Table (5) explica que dois quintos das crianças (40%) sofriam de asma há 3 anos ou mais, enquanto a minoria (12,9%) sofria de asma há menos de um ano. A grande maioria das crianças (94,3%) teve uma crise de asma no inverno, enquanto a minoria (5,7%) teve uma crise de asma tanto no inverno como no verão. Relativamente à alergia alimentar, mais de três quartos das crianças (77,1%) não tinham alergia alimentar, enquanto a minoria (22,9%) tinha alergia alimentar. Relativamente aos tipos de alergia alimentar, mais de um terço das crianças (37,5%) tinha alergia à proteína animal e a frutos como o morango, a manga e a banana, enquanto a minoria (12,5%) tinha alergia a chocolates.

Na mesma tabela, no que diz respeito aos sinais de alergia alimentar, menos de metade das crianças (43,8%) apresentavam tosse e falta de ar, seguidas de quase um terço (31,2%) com tosse, rubor e febre, e um quarto (25%) com falta de ar e pieira no peito. Relativamente ao tempo decorrido entre a ingestão de alimentos e o aparecimento de sinais alérgicos, mais de dois terços das crianças (68,8%) apresentaram sinais alérgicos entre 30 minutos e 2 horas e menos de um terço das crianças (31,2%) apresentaram sinais alérgicos que surgiram no segundo dia. No que diz respeito aos cuidados prestados pelas mães após o aparecimento de sinais de alergia, metade das mães (50%) vai imediatamente para o hospital e evita os alimentos que causam alergia, seguidas de 43,7% que dão medicação como inalador e apenas 6,3% que vão imediatamente para o hospital.

A figura (4) ilustra que, relativamente à frequência de ataques por mês, mais de dois quintos das crianças (44,2%) tiveram quatro ou mais ataques por mês e a minoria (8,6%) teve 3 ataques.

Tabela (5) Distribuição percentual do histórico de doenças da criança (n=70)

Items	N	%
-Disease duration/year:-		
<1	9	12.9
1<2	20	28.6
2<3	13	18.5
≥3	28	40
-Season of asthma attacks:-		
Winter	66	94.3
Winter and summer	4	5.7
-Food allergy:-		
No	54	77.1
Yes	16	22.9
-Type of allergic food, (n=16):-		
Animal protein as (milk, eggs, and fish)	4	25
Chocolatesp	2	12.5
Fruits as (strawberry, mango, and banana)	4	25
Animal protein and fruits	6	37.5
-Signs of food allergy appeared (n=16):-		
Cough and shortness of breathing	7	43.8
Shortness of breathing and chest wheezing	4	25
Cough, flushing and fever	5	31.2
-Time between food ingestion and allergic signs (n=16):-		
From 30 minutes to 2 hours	11	68.8
Next day after food ingestion	5	31.2
-Care provided after food ingestion (n=16):-		
Go to hospital immediately	1	6.3
Go to hospital immediately and avoid allergic food	8	50
Give medication ordered as inhaler	7	43.7

Figura (4) Distribuição percentual da amostra em relação ao número de ataques/mês (n=70)

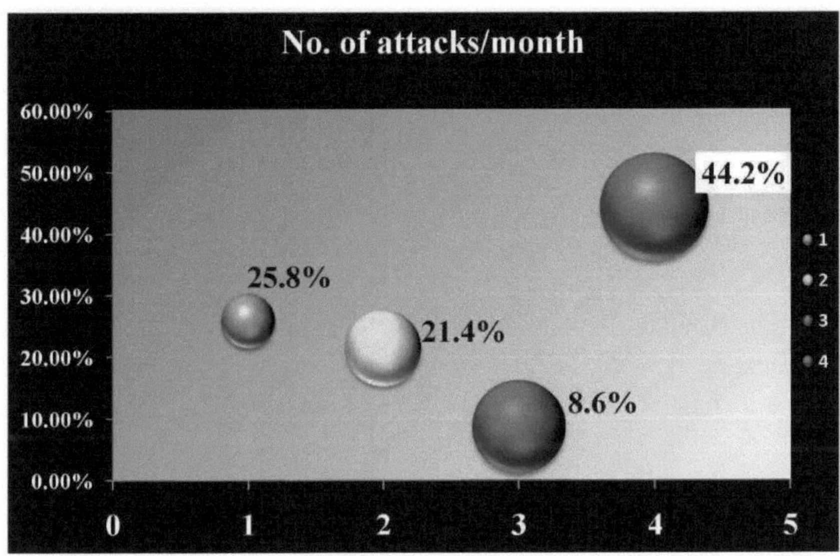

A tabela (6) mostra que três quintos das crianças (60%) têm antecedentes familiares de asma, enquanto dois quintos (40%) não têm antecedentes familiares. Relativamente ao grau de parentesco dos familiares com antecedentes de asma, mais de metade das crianças (57,1%) tinha familiares de primeiro grau e a minoria das crianças (11,9%) tinha familiares de primeiro e segundo grau.

A figura (5) ilustra que, no que diz respeito ao tabagismo dos pais, mais de metade dos pais das crianças (54,3%) eram fumadores, enquanto menos de metade (45,7%) não o eram.

Também a tabela (6) mostra que menos de três quartos dos pais (74%) fumam num quarto longe das crianças doentes e mais de um quarto dos pais (26%) fumam no mesmo quarto na presença de crianças doentes.

Tabela (6) Distribuição percentual da história familiar da criança (n=70)

Items	N	%
-Family history of asthma:-		
No	28	40
Yes	42	60
- degrees of family history (n=42):-		
1st degree relatives	24	57.1
2nd degree relatives	13	30.9
1st & 2nd degree relatives	5	11.9
- Place of smoking (n= 38):-		
In other room far from child	28	74
In the same room with the child	10	26

Figura (5) Distribuição percentual da amostra relativamente ao facto de o pai fumar (n=70)

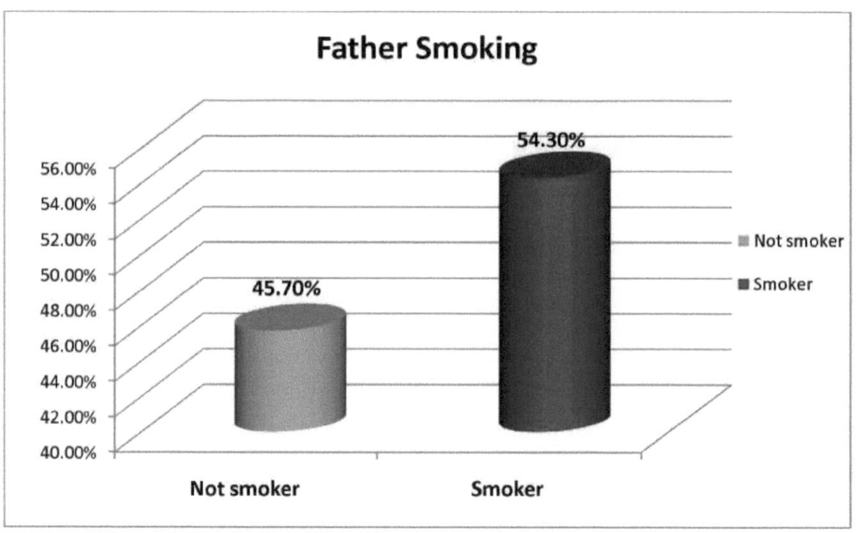

As tabelas (7) mostram claramente que mais de três quartos (78,6%) das crianças praticam todos os tipos de jogos, enquanto a minoria (21,4%) não pratica todos os tipos de jogos. Menos de dois terços das crianças (64,2%) preferem jogos stressantes como futebol, correr e saltar à corda, enquanto a minoria das crianças (15,7%) prefere brincar em casa com outros irmãos. Em relação às actividades da vida diária da criança, metade das crianças (50%) alimenta-se sozinha, seguida de mais de um terço das crianças (38,6%) que são jovens e dependem da mãe, enquanto a minoria (4,2%) alimenta-se sozinha e vai para o infantário.

Tabela (7) Distribuição percentual das actividades lúdicas e de vida diária da criança (n=70)

Items	N	%
-Child with asthma practice all types of play:-		
No	15	21.4
Yes	55	78.6
-Childs preferable play:-		
Stressful games as football, running and jumping rope	45	64.2
Play all things	14	20
Play at home with other siblings	11	15.7
-Child's daily activities:-		
Feed himself	35	50
Eat and go to nursery alone	3	4.2
Eat and arrange his room alone	5	7.1
Child young and depends on mother	27	38.6

Table (7) revela que todos os prestadores de cuidados às crianças (100%) eram as mães. Relativamente aos outros familiares que prestavam cuidados com as mães, a grande maioria das mães (91,4%) não tinha qualquer outro prestador de cuidados que as ajudasse a cuidar das crianças, enquanto a minoria das mães (1,4%) estava a ser ajudada por um irmão mais velho.

Tabela (8) Distribuição percentual do cuidador da criança (n=70)

Item	N	%
1-Care givers:-		
Mother	70	100
Sibling	0	0
Grandmother	0	0
2-Other family member providing Care with mother:-		
No	64	91.4
Father	2	2.9
Older sibling	1	1.4
Grand mother	3	4.3

Parte IV Resposta à primeira pergunta sobre os conhecimentos das mães acerca da asma

A tabela (9) mostra que a maioria das mães (87,1%) não sabia a definição de asma, enquanto a minoria (4,3%) disse que é o estreitamento ou obstrução das vias aéreas. Quanto ao quadro clínico da asma, dois quintos das mães do presente estudo mencionaram tosse e falta de ar, enquanto a minoria (4,3%) mencionou tosse, falta de ar e chiado no peito. Em relação aos factores desencadeantes da asma, menos de dois terços das mães (64,4%) referiram alergénios e irritantes como o fumo e o pó e apenas 2,8% mencionaram jogos stressantes.

Na mesma tabela, mais de metade das mães (57,3%) sabe que evitar alergénios e irritantes pode prevenir a crise de asma, enquanto a minoria (1,4%) mencionou evitar mudanças de temperatura para prevenir a crise. Relativamente à medicação para a asma, mais de um terço das mães (37,1%) referiu os broncodilatadores, seguidos de 35,8% que não sabiam e a minoria das mães (2,8%) referiu os antibióticos e os mucolíticos. Relativamente aos dispositivos de medicação que podem ajudar durante a crise, mais de dois terços das mães (72,8%) mencionaram o nebulizador, 14,3% mencionaram o nebulizador e o inalador e 12,9% mencionaram o inalador.

Tabela (9) Distribuição percentual dos conhecimentos das mães sobre asma (n=70)

Items	N	%
-Definition of asthma:-		
Narrowing or obstruction of airway	3	4.3
Inflammation of lung	6	8.5
Don't know	61	87.1
-Clinical pictures:-		
Cough and shortness of breathing	28	40
Cough and chest wheezing	9	12.9
Shortness of breathing and chest wheezing	8	11.4
Cough, shortness of breathing and chest wheezing	3	4.3
don't know	22	31.4
-Asthma triggers:-		
Respiratory infections	8	11.4
Allergens and irritants (smoke & dust)	45	64.4
Other triggers as:-		
-change of temperature	10	14.3
-stressful games	2	2.8
I don't know	5	7.1
-Prevention of attack:-		
Avoid respiratory infections	15	21.4
Avoid allergens and irritants	40	57.3
Avoid other triggers		
-change of temperature	1	1.4
-stressful games	2	2.9
Stay in house and give hot drink	3	4.2
Give medication on time and follow up	9	12.9
-Asthma medication:-		
Bronchodilator	26	37.1
Antiallergic	6	8.6
Bronchodilators and antiallergic	11	15.7
Antibiotics and mucolytics	2	2.8
Don't know	25	35.8
-Medication devices:-		
Nebulizer	51	72.8
Inhaler	9	12.9
Nebulizer and inhaler	10	14.3

É evidente na tabela (10) que a pontuação total obtida pelas mães sobre a definição de asma, a maioria das mães e a minoria delas tinham um conhecimento fraco ou razoável (95,7%, 4,3% respetivamente). Relativamente ao quadro clínico, mais de três quintos das mães (62,9%) tinham um conhecimento razoável e apenas 5,7% tinham um bom conhecimento. Relativamente à medicação para a asma, mais de três quintos das mães (61,4%) tinham um conhecimento razoável e apenas 1,4% tinham um conhecimento muito bom. Relativamente aos dispositivos de medicação, a maioria das mães (85,7%) tinha um conhecimento razoável e 14,3% tinha um conhecimento muito bom. Em relação aos factores desencadeantes da asma, a maioria das mães (88,6%) tinha um conhecimento fraco e 11,4% tinha um conhecimento razoável. Relativamente à prevenção de crises, a maioria das mães (87,2%) tinha um conhecimento fraco e 12,8% tinha um conhecimento razoável.

A Tabela (11) representa que mais da metade das mães (51,7%) não sabia da importância do nebulizador e a minoria mencionou (13,8%) dissolver a secreção do peito. Em relação à dose de medicação numa sessão, menos de três quintos das mães (58,6%) não sabiam e mais de dois quintos mencionaram (41,3%) como ordem médica. Quanto à duração da sessão, metade das mães (50%) referiu de 5 a 10 minutos e apenas 3,4% referiu de 10 a 15 minutos.

A Tabela (12) demonstra que mais de metade das mães e menos de metade delas tinham um conhecimento fraco ou razoável sobre a importância do nebulizador (51,7% e 48,3%, respetivamente). No que respeita à dose de medicação do nebulizador, menos de três quintos das mães (58,6%) tinham um conhecimento fraco e 41,4% tinham um bom conhecimento. Relativamente à duração da sessão, mais de metade das mães (51,7%) tinha um conhecimento razoável e a minoria (1,7%) tinha um conhecimento muito bom.

Tabela (10) Distribuição percentual dos escores totais do conhecimento da mãe sobre asma (n=70)

Items	Poor		Fair		Good		Very good	
	N	%	N	%	N	%	N	%
-Definition of asthma	67	95.7	3	4.3	0	0	0	0
-Clinical picture of asthma	22	31.4	44	62.9	4	5.7	0	0
-Asthma medication	26	37.1	43	61.4	0	0	1	1.4
-Medication devices	0	0	60	85.7	0	0	10	14.3
-Asthma triggers	62	88.6	8	11.4	0	0	0	0
-Prevention of attack	61	87.2	9	12.8	0	0	0	0

Tabela (11) Distribuição percentual do conhecimento das mães sobre o nebulizador (n=70)

Items	N	%
-Importance of nebulizer:-		
Give bronchodilator drugs	9	15.5
Dissolve chest secretion	8	13.8
Comfort the child	11	18.9
I don't know	30	51.7
-Medication dose in one session:-		
As doctor order	24	41.3
I don't know	34	58.6
-Duration of session:-		
As doctor order	5	8.6
5-10 min	29	50
10-15 min	2	3.4
I don't know	22	37.9

Tabela (12) Distribuição percentual da pontuação total do conhecimento das mães sobre o nebulizador (n=70)

Items	Poor		Fair		Good		Very good	
	N	%	N	%	N	%	N	%
-Importance of nebulizer	30	51.7	28	48.3	0	0	0	0
-Nebulizer medication dose	34	58.6	0	0	24	41.4	0	0
-Duration of session	27	46.6	30	51.7	0	0	1	1.7

A tabela (13) mostra que, no que diz respeito à importância do inalador, mais de dois quintos das mães (45%) referiram que melhora a respiração da criança rapidamente e a minoria (15%) referiu que é um dispositivo rápido para administrar a medicação diretamente nas vias respiratórias. Relativamente à medicação utilizada no inalador, a grande maioria das mães (90%) não sabia e 10% referiu tratar-se de medicação anti-inflamatória. Quanto à importância do espaçador, mais de dois terços das mães (70%) não sabiam e 10% referiram que é utilizado em crianças pequenas. Em relação às complicações do uso incorreto do inalador, a grande maioria das mães (90%) não sabia e 10% referiu que a sobredosagem de medicamentos causa complicações.

A tabela (14) mostra que mais de dois quintos das mães (45%) tinham um conhecimento razoável e a minoria (15%) tinha um conhecimento muito bom sobre a importância do inalador. Em relação à medicação inalatória, a grande maioria das mães (90%) tinha um conhecimento fraco e a minoria (10%) tinha um conhecimento razoável. Relativamente à importância do espaçador, mais de dois terços das mães (70%) tinham um conhecimento fraco e a minoria (10%) tinha um conhecimento razoável. Relativamente às complicações da utilização incorrecta do inalador, a grande maioria das mães (90%) tinha um conhecimento fraco e a minoria (10%) tinha um bom conhecimento.

Tabela (13) Distribuição percentual do conhecimento das mães sobre o inalador (n=20)

Items	N	%
-Inhaler importance:-		
Fast and simple device to deliver medication directly to the airways	3	15
Improve child breathing rapidly	9	45
I don't know	8	40
- Medication used in inhaler:-		
Give anti-inflammatory drugs	2	10
I don't know	18	90
-Spacer importance:-		
Delivering of medication dose completely to the airway	4	20
Used for young children	2	10
I don't know	14	70
-Complication of wrong inhaler use:-		
Over dose of medication	2	10
Don't know	18	90

-

Tabela (14) Distribuição percentual das pontuações totais dos conhecimentos das mães sobre o inalador (n=20)

Items	Poor		Fair		Good		Very good	
	N	%	N	%	N	%	N	%
-Importance of inhaler	8	40	9	45	0	0	3	15
-Inhaler medication	18	90	2	10	0	0	0	0
-Spacer importance	14	70	2	10	0	0	4	20
-Complication of wrong inhaler use	18	90	0	0	2	10	0	0

Parte V Resposta da segunda pergunta sobre as práticas das mães em relação à asma

A tabela (15) mostra que mais de três quartos das mães (78,3%) não informaram os infantários sobre o estado de saúde da criança e 21,7% informaram-nos. No que diz respeito à utilização de insecticidas na presença da criança, mais de três quartos (79%) não o fazem, enquanto 21% o fazem. Mais de dois terços das mães (70%) limpam a casa na presença da criança e 30% têm o cuidado de a limpar na ausência da criança. No que diz respeito à presença da criança com convidados fumadores, mais de três quintos das mães (62,9%) deixam os convidados fumar na presença da criança e mais de um terço das mães (37,1%) afastam a criança dos fumadores. No que respeita aos cuidados a ter durante a crise asmática, mais de metade das mães (51,4%) dá a medicação prescrita, 41,4% vai imediatamente ao hospital e a minoria (2,8%) tira a roupa comprimida e ventila o quarto.

A Tabela (16) mostra que mais de dois terços das mães (78,6%) tinham práticas muito boas relativamente a evitar o uso de insecticidas na presença da criança. A grande maioria das mães (92,8%) tinha boas práticas no que diz respeito aos cuidados a ter com a criança durante o ataque, ao passo que mais de dois terços das mães tinham más práticas no que diz respeito a informar o infantário sobre a doença da criança, limpar a casa na presença da criança e manter a criança com convidados fumadores (78,3% & 70% & 62,9%, respetivamente).

Tabela (15) Distribuição percentual das práticas das mães sobre asma (n=70)

Items	N	%
1-Inform nursery school about child disease:- (n=23)		
No	18	78.3
Yes	5	21.7
2-Use insecticides in presence of Child:- (n=70)		
No	55	79
Yes	15	21
3-Cleaning the house in presence of child:- (n=70)		
No	21	30
Yes	49	70
4-Child was sitting with guests during smoking:- (n=70		
No	26	37.1
Yes	44	62.9
5-Care during attack:- (n=70)		
Give the child prescribed medication	36	51.4
Go to hospital immediately	29	41.4
Give medication and go to hospital	3	4.3
Remove compressed clothes and Ventilate the environment	2	2.8

Tabela (16) Distribuição percentual das pontuações totais dos conhecimentos das mães sobre a asma (n=70)

Items	Poor		Fair		Good		Very good	
	N	%	N	%	N	%	N	%
-Inform nursery school about child disease (n=23)	18	78.3	5	21.7	0	0	0	0
-Using insecticides in presence of child (n=70)	15	21.4	0	0	0	0	55	78.6
-Cleaning the house in presence of child (n=70)	49	70	0	0	0	0	21	30
-presence of child with smoker guests (n=70)	44	62.9	0	0	0	0	26	37.1
-Care during attack (n=70)	2	2.8	65	92.8	3	4.3	0	0

Na tabela (17), relativamente à utilização do nebulizador, a grande maioria das mães não limpou a máscara antes de a utilizar, não completou a sessão de nebulização durante 10 a 15 minutos e não limpou nem guardou a máscara num local seco e limpo (96,5%, 96,5%, 93,1%, respetivamente). Mais de dois terços das mães (65,5%) não lavaram as mãos antes de usar o nebulizador. No que diz respeito à dose de medicação utilizada durante a sessão de nebulização, menos de três quintos das mães (58,6%) fizeram-no de acordo com a prescrição médica e mais de metade das mães (51,7%) não ligaram o nebulizador nem ligaram a máscara firmemente ao nariz e à boca.

A tabela (18) revela que a grande maioria das mães tinha más práticas no que respeita à limpeza da máscara antes de a utilizar, completar a sessão durante 10 a 15 minutos e limpar a máscara ou guardá-la num local seco e limpo (96,5%, 96,5%, 93,1%, respetivamente). Mais de dois terços das mães (65,5%) tinham más práticas relativamente à lavagem das mãos antes da utilização do nebulizador. Relativamente à medicação utilizada durante a sessão de nebulização, cerca de três quintos das mães (58,6%) tinham boas práticas, enquanto menos de metade das mães (41,4%) tinham más práticas. Mais de metade das mães (51,7%) tinha más práticas relativamente a ligar o nebulizador ou a colocar a máscara firmemente no nariz e na boca da criança.

Tabela (17) Distribuição percentual da prática das mães sobre o uso de nebulizadores (n=58)

Items	N	%
-Wash hands before using nebulizer		
No	38	65.5
Yes	20	34.5
-Clean the mask by cotton with alcohol:-		
No	56	96.5
Yes	2	3.5
-Put medication as doctor order		
No	24	41.4
Yes	34	58.6
-Connect the power, turn on nebulizer and connect the mask tightly on child nose and mouth:-		
No	30	51.7
Yes	28	48.3
-Complete session for 10-15 min or until medication finished:-		
No	56	96.5
Yes	2	3.5
-Remove and clean the mask and keep it in dry clean place		
No	54	93.1
Yes	4	6.9

Tabela (18) Distribuição percentual das pontuações totais das práticas das mães sobre o uso de nebulizadores (n=58)

Items	Poor		Fair		Good		Very good	
	N	%	N	%	N	%	N	%
-Wash your hand	38	65.5	0	0	20	34.5	0	0
-Clean the mask by cotton with alcohol	56	96.5	0	0	2	3.5	0	0
- Put medication as doctor order	24	41.4	0	0	34	58.6	0	0
- Connect it with electricity, turn on nebulizer and connect the mask tightly on child nose and mouth	30	51.7	0	0	28	48.3	0	0
-Let session from 10-15 min or until medication finished	56	96.5	0	0	2	3.5	0	0
-Remove and clean the mask and keep it in dry clean place	54	93.1	0	0	4	6.9	0	0

Na Tabela (19), relativamente à utilização do inalador, a maioria das mães não lavou as mãos antes e não testou o inalador antes de o utilizar (85% e 80%, respetivamente). Mais de dois terços das mães não verificaram se o inalador tinha pó ou se estava bem guardado, não pediram à criança para expirar, não levantaram uma baforada ou pediram à criança para respirar de 6 a 7 vezes, e não limparam o espaçador nem taparam o inalador depois de o retirarem da boca da criança (70%, 65%, 75%, 70%, respetivamente), enquanto três quintos das mães (60%) inseriram o espaçador na boca e pediram à criança para fechar bem a boca.

Tabela (19) Distribuição percentual da prática das mães sobre o uso de inaladores (n=20)

Items	N	%
-Wash hands		
No	17	85
Yes	3	15
-Check inhaler for dust at any part and shake it well		
No	14	70
Yes	6	30
- Test the inhaler by raise one puff		
No	16	80
Yes	4	20
-Ask the child to breath out as he can		
No	13	65
Yes	7	35
-Insert mouth piece into the mouth and ask the child to close his mouth tightly		
No	8	40
Yes	12	60
-Raise one puff and ask the child to take from 6-7 breathing		
No	15	75
Yes	5	25
-Remove the inhaler from the child mouth and clean spacer and cover the inhaler		
No	14	70
Yes	6	30

Na Tabela (20), relativamente às práticas das mães sobre a utilização do inalador, três quintos das mães tinham boas práticas no que respeita a inserir o espaçador na boca e a pedir à criança que fechasse bem a boca. A maioria das mães tinha más práticas no que diz respeito a lavar as mãos, levantar uma baforada para testar a função do inalador e pedir à criança para respirar lentamente 6-7 vezes (85% & 80%, & 75% respetivamente). Mais de dois terços das mães tinham más práticas no que respeita a verificar se o inalador tinha pó ou se estava bem guardado, pedir à criança para expirar o mais possível e limpar ou tapar o inalador depois de o retirar (70% & 65% & 70%, respetivamente).

Mais de metade das mães (55%) tinham más práticas no que diz respeito a levantar uma baforada e observar fugas dos lados da boca ou do topo do recipiente.

Tabela (20) Distribuição percentual das pontuações totais das práticas das mães sobre o uso de inaladores (n=20)

Items	Poor		Fair		Good		Very good	
	N	%	N	%	N	%	N	%
-Wash your hand well	17	85	0	0	3	15	0	0
-Check inhaler for dust at any part and shake it well	14	70	0	0	6	30	0	0
-Raise one puff to test the inhaler Function	16	80	0	0	4	20	0	0
-Ask the child to breath out as he can	13	65	0	0	7	35	0	0
-Insert spacer mouth piece into the mouth and ask the child to close his mouth tightly	8	40	0	0	12	60	0	0
- Raise one puff and observe any leakage from sides of mouth or the top of canister	11	55	0	0	9	45	0	0
-Ask the child to take from 6-7 breathing slowly	15	75	0	0	5	25	0	0
-Remove the inhaler, clean spacer and cover the inhaler.	14	70	0	0	6	30	0	0

A tabela (21) revela que a maioria das mães (97,1%) tinha um conhecimento fraco e a minoria (2,9%) tinha um conhecimento razoável sobre a asma. A maioria das mães (79,7%) tinha uma prática pobre e a minoria (1,4%) tinha uma prática muito boa em relação à asma. Houve uma diferença estatisticamente significativa entre as categorias de conhecimentos das mães e as categorias de práticas das mães ($x^2 = 41{,}6$, $p = 0{,}00$).

É evidente na tabela (22) que houve uma diferença estatisticamente significativa entre as pontuações médias totais dos conhecimentos das mães e as pontuações médias totais das práticas das mães ($t = 21{,}1$, $p = 0{,}00$).

Tabela (21) Comparação entre as categorias de conhecimentos e práticas das mães sobre a asma (n=70)

Items	Knowledge		Practice		X^2	p-value
	N	%	N	%		
Poor	68	97.1	56	79.7		
Fair	2	2.9	11	16.2	41.6	0.00**
Good	0	0	2	2.7		
Very good	0	0	1	1.4		

** P≤ 0.00

Tabela (22) Comparação entre a pontuação média total dos conhecimentos das mães e a pontuação média total das práticas das mães (n=70)

Items	Mean	SD	T	p-value
Knowledge	5.6	2.0	21.1	0.00**
Practices	5.1	2.0		

** P≤ 0.00

A tabela (23) indica que existe uma correlação positiva estatisticamente significativa entre os conhecimentos das mães e as práticas das mães sobre a asma (r= 0,22, p=0,05).

A tabela (24) mostra que houve uma correlação positiva entre a época do ataque de asma e os conhecimentos das mães (r= 0,26, p=0,02). Houve uma correlação positiva entre a educação das mães e as práticas (r=0,24, p=0,04). Não se verificaram correlações estatisticamente significativas entre a idade das mães, habilitações literárias, profissão, idade da criança, escalão, sexo, número de irmãos, duração da doença, atividade de vida diária, história familiar de asma e conhecimentos das mães, com p > 0,05. Não se verificaram correlações estatisticamente significativas entre a idade das mães, a profissão, a idade da criança, o escalão, o género, o número de irmãos, a duração da doença, a atividade de vida diária, a história familiar de asma e as práticas das mães, com um p > 0,05.

A tabela (25) prova que existe uma correlação positiva estatisticamente significativa entre a estação de gravidade da asma e a frequência dos ataques (r=0,23, p= 0,04). Existe uma correlação positiva estatisticamente significativa entre os conhecimentos e as práticas da mãe e os sintomas de asma (r = 0,31, p = 0,007, r = 0,26, & p = 0,02). Não se verificou uma correlação estatisticamente significativa entre a idade da criança, a duração da doença, as actividades de vida diária, os conhecimentos das mães, as práticas das mães, a história familiar de asma e a frequência das crises, com p > 0,05. Não houve correlação estatisticamente significativa entre a idade da criança, a duração da doença, a variação sazonal das crises, a atividade de vida diária, os conhecimentos das mães, as práticas das mães, a história familiar de asma e os sintomas de asma, com um p > 0,05.

Tabela (23) Correlação entre os conhecimentos e as práticas das mães sobre a asma (n=70)

	Practice	
	R	p-value
Knowledge	0.22	0.05*

*P≤ 0.05

Tabela (24) Correlação entre Dados Sociodemográficos das Crianças e das Mães, História Médica da Doença da Criança, Actividades de Vida Diária e História Familiar de Asma com os Conhecimentos e Práticas das Mães (n=70)

Items	Mothers, knowledge		Mothers, Practice	
	R	P-value	R	P-value
Mothers' age	0.11	0.36	0.15	0.21
Mothers' education	0.06	0.6	0.24	0.04*
Mothers' occupation	0.09	0.4	0.13	0.26
Childs' age	0.12	0.2	0.11	0.33
Childs' rank	0.01	0.9	0.07	0.52
Childs' sex	0.01	0.9	0.07	0.52
Number of sibling	0.18	0.11	0.03	0.74
Duration of disease	0.20	0.08	0.11	0.33
Season of asthma attacks	0.26	0.02*	0.01	0.90
Daily living activities	0.11	0.32	0.08	0.48
Family history of asthma	0.14	0.22	0.14	0.24

* P ≤ 0.05

Tabela (25) Correlação entre a Frequência de Ataques e Sintomas de Asma com a Idade da Criança, Duração da Doença, Época dos Ataques de Asma, Actividades de Vida Diária, Conhecimentos das Mães, Práticas das Mães e História Familiar de Asma (n=70)

Items	Frequency of attacks		Asthma symptoms	
	R	p-value	R	p-value
Child age	0.12	0.28	0.06	0.61
Duration of disease	0.06	0.58	0.11	0.34
Season of asthma attacks	0.23	0.04*	0.04	0.70
Daily living activities	0.04	0.74	0.16	0.16
Mothers' knowledge	0.14	0.22	0.31	0.007**
Mothers' practices	0.09	0.42	0.26	0.02*
Family history of asthma	0.15	0.20	0.07	0.54

* P ≤ 0.05

** P ≤ 0.00

CAPÍTULO V

Debate

Este capítulo discute os resultados do presente estudo, comparando-os com outros estudos relacionados e com a literatura recente, bem como apresenta as interpretações do investigador sobre os resultados actuais.

A asma é uma doença pulmonar crónica conhecida. É um facto estabelecido que não pode ser curada, apenas controlada. Atualmente, continua a ser a doença crónica mais comum da infância, com um aumento da morbilidade e da mortalidade, incluindo visitas a serviços de urgência, hospitalizações, custos, diminuição da qualidade de vida, absentismo e interferência na atividade diária (Environmental Protection Agency, 2013).

A OMS (2013) mencionou que a asma é uma doença pulmonar crónica caracterizada por episódios de obstrução do fluxo de ar. Os sintomas de um ataque de asma incluem episódios recorrentes de pieira, falta de ar, aperto no peito e tosse nocturna ou matinal. A gravidade da asma pode variar de ligeira a potencialmente fatal. A causa real da asma não é conhecida, mas sabe-se que os ataques de asma podem ser desencadeados pela exposição a substâncias chamadas alergénios, substâncias às quais uma pessoa se torna alérgica. Apesar da disponibilidade de tratamentos eficazes destinados a controlar os sintomas da asma, até 50% das crianças com asma continuam a ter sintomas frequentes (Center of Disease Control and Prevention, 2011).

Papadopoulos et al (2012) acrescentaram que os obstáculos à redução do peso da asma incluem barreiras genéricas como a pobreza, a falta de educação sobre a doença, serviços de saúde deficientes e barreiras ambientais como a poluição do ar interior e exterior. Além disso, as abordagens da gestão da asma baseadas nos sintomas e não na doença e a tendência para os cuidados serem agudos e não regulares constituem obstáculos significativos. Os obstáculos para os doentes incluem a falta de informação, a dependência excessiva dos cuidados agudos e as atitudes culturais em relação aos medicamentos.

Parte I: Caraterísticas sociodemográficas das crianças e das suas mães.

O presente estudo revelou que a idade média das crianças era de 3,08 ± 1,35 anos e que mais de um terço das crianças tinha idades compreendidas entre os 4 e os 5 anos. Este resultado é apoiado por muitos autores, Sharma e Bye (2013), American Lung Association (2013), que afirmaram que a maioria das crianças que têm asma desenvolvem os seus primeiros sintomas antes dos 5 anos de idade. Whaley e Wong (2010), e Almqvist, et al (2008) que estudaram o impacto do género na asma na infância e na adolescência e concluíram que, na maioria das crianças, a asma se desenvolve entre os 4 e os 5 anos de idade.

Esta conclusão também corresponde à de Gelfand (2012), que estudou a asma pediátrica e verificou que a maioria das crianças tem os primeiros sintomas no início dos 5 anos, e à de Tantawi, et al (2012), que estudou o efeito do programa de diretrizes educativas em crianças asmáticas e nas suas mães e referiu que mais de metade das crianças asmáticas tinham menos de cinco anos de idade. Sales, et al, (2008), que estudaram o papel do coping parental no bem-estar psicológico das crianças com asma e na qualidade de vida relacionada com a asma, concluíram que a maioria das crianças asmáticas, com idade inferior a 4 anos

Este resultado contradiz Elewa (2009), que estudou os factores de stress e os padrões de coping das crianças asmáticas e das suas mães, e verificou que a maioria das crianças tinha idades compreendidas entre os 6 e os 8 anos. Do ponto de vista do investigador, a prevalência de asma em crianças com menos de cinco anos pode estar relacionada com o facto de o sistema imunitário das crianças não estar bem desenvolvido, o que pode levar a um aumento do risco de desenvolvimento de infecções do trato respiratório que levam ao desencadeamento da asma, para além do Asthma Center (2010) que afirmou que as crianças tendem a ser mais alérgicas do que os adultos, com níveis elevados de IgE e testes cutâneos positivos.

O presente estudo mostrou que menos de dois terços das crianças eram rapazes. Este resultado coincide com o da Academia Americana de Alergia, Asma e Imunologia (2013), Tantawi, Adly e

Fathy (2012) e Whaley e Wong (2010), que referiram que os rapazes têm mais ataques de asma do que as raparigas e que a prevalência de asma brônquica é mais comum nos rapazes do que nas raparigas. Hossny, et al (2009), que estudaram a análise dos dados arquivados de uma amostra de crianças egípcias com asma brônquica, concluíram que a prevalência da asma é três vezes mais elevada nos rapazes do que nas raparigas.

Do ponto de vista do investigador, a natureza dos rapazes na sociedade egípcia é diferente da das raparigas, na medida em que gostam mais de brincar ao ar livre do que as raparigas, o que aumenta a exposição aos factores desencadeantes da asma no exterior, e os rapazes são mais activos e preferem brincar com jogos stressantes do que as raparigas, o que os predispõe a ataques de asma. Além disso, Almqvist et al, (2008) esclareceram que a predominância masculina na asma infantil é atribuída ao facto de os rapazes terem diâmetros das vias respiratórias mais pequenos em relação ao volume pulmonar e de os rapazes serem mais sensíveis aos alergénios do que as raparigas

Relativamente à classificação da criança, mais de um terço das crianças foi classificada como a primeira criança, este resultado coincide com o resultado de Elewa (2009) que referiu no seu estudo que a maioria das crianças asmáticas foi classificada como a primeira criança.

Relativamente ao número de irmãos da criança, menos de um terço das crianças tinha dois irmãos, este resultado é congruente com o de Prashanth (2011), que estudou a eficácia de um programa de ensino estruturado sobre os conhecimentos relativos à asma brônquica e à sua gestão entre as mães de crianças asmáticas, e concluiu que a maioria das crianças tinha 1-2 irmãos.

Relativamente aos dados socio-demográficos das mães, a idade média das mães era de 29,4±5,2 anos e mais de dois quintos das mães tinham idades compreendidas entre os 26 e os 31 anos. Um resultado semelhante foi relatado por Al-Awwadi, et al (2012), que estudaram os conhecimentos das mães relativamente a crianças com asma brônquica, e descobriram que a grande maioria das mães tinha idades compreendidas entre os 25 e os 31 anos.

Este resultado discordou de Mahmoud (2008), que concluiu que quase dois terços das mães tinham mais de 30 anos. Elewa (2009), que verificou que a maior percentagem de mães tinha idades compreendidas entre os 30 e os 40 anos. Prashanth (2011), no seu estudo, verificou que a maioria das mães tinha entre 21 e 25 anos. Erna e Bhaskaranand (2012), que estudaram a eficácia de um pacote educativo sobre os conhecimentos das mães de crianças asmáticas em matéria de asma brônquica, verificaram que a maioria das mães tinha entre 30 e menos de 40 anos.

Relativamente à escolaridade das mães, mais de um terço das mães tinha o ensino secundário, resultados que são apoiados por Al-Awwadi et al. (2012), que mencionaram que a minoria das mães tinha um diploma de ensino superior, ao passo que este resultado contradiz Goka et al. (2009), que estudaram as caraterísticas dos conhecimentos, crenças e práticas dos pais de crianças com asma em Acra, no Gana, e concluíram que a maioria dos pais tinha atingido o ensino primário. Prashanth (2011), e também Erna e Bhaskaranand (2012) mencionaram que a maioria das mães tinha um nível de educação elevado.

Relativamente à ocupação das mães, a maioria das mães era dona de casa, um resultado que corrobora o de Mahmoud (2008), Elewa (2009) e Al-Awwadi et al. (2012), que concluíram que a maior percentagem de mães era dona de casa.

Em relação à fonte de conhecimento das mães sobre a asma, mais de metade das mães referiu que os médicos eram a principal fonte de conhecimento, enquanto menos de um quinto referiu os enfermeiros. Este resultado está de acordo com Mahmoud (2008), que concluiu que a maioria das mães recebe instruções dos médicos. Também Elewa (2009) afirmou que os médicos, seguidos dos enfermeiros, eram a principal fonte de informação das mães. Do ponto de vista do investigador, isto pode estar relacionado com o facto de a mãe confiar mais no médico do que noutras equipas de saúde ou de as mães não perguntarem aos enfermeiros porque estes estão muito ocupados devido à sobrecarga de trabalho que lhes é imposta na clínica da asma.

Part II Desencadeadores da asma nas crianças

O presente estudo mostrou que quase dois terços das crianças vivem em zonas urbanas e quase um terço vive em zonas rurais. Este resultado é congruente com Hossny, et al. (2009) e Zedan et al. (2009), que concluíram que a prevalência da asma é mais baixa nas zonas rurais e menos desenvolvidas do mundo do que nas zonas de rápida urbanização ou modernização. Esta conclusão também é corroborada por Al-Awwadi et al. (2012) e Tantawi et al. (2012), que concluíram que a grande maioria das crianças asmáticas vive em zonas urbanas. A Academia Americana de Alergia, Asma e Imunologia (2013) e a OMS (2013) acrescentaram que as crianças que crescem em quintas desenvolvem menos alergias e asma.

Este resultado contradiz Prashanth (2011) e Hendryx et al. (2012) que estudaram a asma infantil em zonas rurais e urbanas e mencionaram que as taxas globais de asma infantil não eram diferentes entre crianças rurais e urbanas. Do ponto de vista do investigador, isto pode ser interpretado como se viver em áreas urbanas tivesse muitas vantagens, como o fácil acesso a serviços comunitários e serviços educativos, mas a urbanização e a modernização crescentes levassem ao aumento da poluição exterior, que é o principal fator desencadeador da asma infantil.

Relativamente aos factores desencadeantes da asma em recintos fechados, no que diz respeito à presença de animais em casa, a maioria das crianças que vivem em zonas urbanas e rurais não tinha animais em casa. Este resultado contradiz Mahmoud (2008), que concluiu que menos de dois quintos das crianças asmáticas tinham contacto próximo com animais em casa. Do ponto de vista do investigador, isto pode estar relacionado com o facto de as famílias não terem tempo suficiente para criar animais ou de estarem conscientes de que os animais são um dos principais factores desencadeantes de ataques de asma, o que é considerado uma boa vantagem, especialmente para as crianças que vivem em zonas rurais, pois podem alterar o seu estilo de vida para evitar que os seus filhos sofram ataques de asma.

Relativamente à presença de plantas em casa, todas as crianças que viviam em zonas urbanas e rurais não tinham plantas em casa. Do ponto de vista do investigador, esta é uma boa vantagem, especialmente para as crianças que vivem em zonas urbanas, e as mães referiram ao investigador que não têm tempo para trazer e acompanhar as plantas em casa e que não estão interessadas em ter plantas em casa, e algumas mães disseram que as plantas podem aumentar o desencadeamento de ataques de asma.

No que respeita ao vestuário das crianças, mais de metade das crianças das zonas urbanas e a maioria das crianças das zonas rurais usam roupas de algodão. Do ponto de vista do investigador, este facto pode dever-se às boas condições financeiras da família, uma vez que a roupa de algodão é muito cara, ou pode ser que as mães tenham recebido conselhos sobre os benefícios da roupa de algodão para as crianças asmáticas.

Relativamente à fonte de poluição fora de casa, o presente estudo constatou que, na maioria das crianças que vivem em zonas urbanas, as suas mães referiram que têm uma fonte de poluição fora de casa. Este resultado é congruente com a Agência de Substâncias Tóxicas e Registo de Doenças (2010), que afirmou que a poluição do ar exterior tem sido implicada como um dos factores responsáveis pelo aumento dramático da incidência de asma nos últimos anos, e a poluição do ar exterior é comum em áreas urbanas. Estas conclusões são corroboradas por Gilliland (2013), que estudou a poluição do ar exterior, a suscetibilidade genética e a gestão da asma e recomendou que a intervenção na asma deve ter como objetivo reduzir a poluição do ar exterior que causa ataques asmáticos em crianças que vivem em zonas urbanas em todo o mundo.

Esta conclusão corresponde à Agência de Proteção do Ambiente (2010), que afirmou que a poluição do ar pode tornar a criança mais sensível aos factores desencadeantes da asma e que a poluição do ar exterior está associada à maioria das crianças asmáticas, como o bolor e os ácaros. Além disso, a American Lung Association (2013) afirmou que a poluição do ar exterior está normalmente associada a crianças asmáticas, uma vez que os poluentes atmosféricos mais comuns são poderosos desencadeadores de asma, e que a qualidade do ar exterior pode estar fora do controlo das pessoas. Embora este resultado esteja em contradição com o Center of Disease Control and Prevention (2010), que afirmou que as crianças passam frequentemente a maior parte do tempo dentro de casa, a exposição a poluentes do ar interior pode ter um efeito mais importante na asma infantil do que a exposição a poluentes do ar exterior.

Part III História da doença na criança e história familiar de asma

Em relação à história da doença da criança, o presente estudo mostrou que dois quintos das crianças tinham asma há três anos ou mais. Este resultado contradiz Abdallah et al. (2012), que estudaram a epidemiologia da asma brônquica entre crianças de escolas preparatórias no distrito de Assiut e descobriram que mais de três quintos das crianças tinham asma há dez anos ou mais.

O presente estudo revelou que mais de dois quintos das crianças têm quatro ou mais crises por mês, um resultado que contradiz Abdallah et al. (2012), que concluíram que menos de metade das crianças tinha uma crise de asma por mês. Do ponto de vista do investigador, a recorrência do ataque asmático é variável e difere de criança para criança, o que pode estar relacionado com muitos factores, como a idade da criança, a exposição a factores desencadeantes, o conhecimento da mãe sobre a prevenção do ataque, a adesão ao tratamento e o acompanhamento contínuo.

O presente estudo revelou que a grande maioria das crianças apresentava uma variação sazonal dos ataques de asma, em que o ataque asmático aumenta no inverno. Este resultado coincide com os resultados de Han et al. (2009), El-Naggar (2009) e Nguyen (2013), que referiram que o pico dos ataques de asma em crianças ocorre no inverno. No entanto, este resultado contradiz a Lung and Asthma Information Agency (2013), que concluiu que a frequência dos episódios de asma aumenta acentuadamente no início do outono em crianças de todas as idades.

Do ponto de vista do investigador, a principal causa do aumento dos ataques de asma no inverno pode estar relacionada com a mudança de temperatura entre o interior e o exterior da casa ou com o aumento do risco de infecções respiratórias virais no inverno, que desempenham um papel importante no desencadeamento de ataques de asma nas crianças.

É evidente no presente estudo que mais de três quartos das crianças não tinham alergia alimentar.

Este resultado é congruente com Kewalramani e Bollinger (2010), que estudaram a alergia alimentar e a asma e concluíram que a alergia alimentar raramente é a etiologia da asma. No entanto, este resultado contradiz Lui et al. (2010), Wang e Liu (2013) e a American Academy of Allergy Asthma and Immunology (2013), uma vez que concluíram que a prevalência de todas as alergias alimentares era mais elevada em crianças com asma diagnosticada pelo médico.

O presente estudo mostrou que mais de um terço das crianças com alergia alimentar tinha alergia a proteínas animais, como ovos, leite, peixe e frutas, como morango e banana. Este resultado corresponde ao de Gaffin et al. (2011) e Wang e Liu (2011), que descobriram que a alergia aos ovos e aos frutos secos estava associada à asma num grande estudo de crianças com alergia alimentar.

Relativamente aos sinais de alergia alimentar e à duração entre a ingestão de alimentos e o aparecimento de sinais alérgicos, menos de metade das crianças com alergia alimentar apresentavam tosse e falta de ar, e mais de dois terços das crianças apresentavam sintomas induzidos por alimentos entre 30 minutos e duas horas após a ingestão de alimentos. Este resultado é corroborado pelo American Collage of Allergy Asthma and Immunology (2013), que menciona que a reação alérgica a um alimento ocorre geralmente entre minutos e uma hora após a ingestão do alimento. Em contrapartida, este resultado discordou de Liu et al. (2010), que concluíram que o aparecimento de sintomas induzidos por alimentos pode muitas vezes ser retardado de 2 a 4 horas após a ingestão e só se manifesta após um esforço físico vigoroso.

Do ponto de vista do investigador, a duração entre a ingestão de alimentos e o aparecimento de sintomas de asma pode depender de muitos factores, tais como a quantidade, os tipos e o número de alimentos alérgicos ingeridos pela criança, pelo que se os sintomas de alergia alimentar aparecerem cedo podem estar relacionados com a ingestão de mais do que um alimento ou com a ingestão de uma grande quantidade de alimentos alérgicos ao mesmo tempo e se a criança ingerir uma pequena quantidade de alimentos ou apenas um tipo de alimento, pode apresentar sintomas relativamente tarde.

Em relação aos cuidados prestados após a ingestão de alimentos, o presente estudo revelou que metade das mães vai imediatamente ao hospital e evita os alimentos alérgicos. Do ponto de vista do investigador, essas mães podem receber aconselhamento sobre a alergia alimentar e a sua associação com a asma infantil.

No que diz respeito à história familiar de asma da criança, o presente estudo mostra que três quintos das crianças têm história familiar positiva de asma e mais de metade delas têm história familiar de grau I (pais e irmãos). Este resultado coincide com os resultados da Asthma and Allergy Foundation of American (2010), da British Thoracic Society (2011) e de Sawicki e Haver (2013), que afirmam que as crianças com pais asmáticos têm quase o dobro da probabilidade de ter asma em comparação com as crianças sem pais asmáticos. A American Lung Association (2013) e o Asthma Center (2013) acrescentaram que as crianças pequenas que têm pieira frequente com constipações ou infecções respiratórias têm maior probabilidade de ter asma se tiverem um progenitor diagnosticado com asma.

Wechsler (2009) e Valerio et al. (2010) acrescentaram que a história familiar de asma ou de doença atópica é um indicador-chave do diagnóstico de asma em crianças. Além disso, Shaaban et al. (2012) e Vermeulen (2012) descobriram que a história familiar de asma é uma das caraterísticas clínicas que aumentam a probabilidade de asma. Além disso, referiram que a asma parece estar presente nas famílias e que as crianças cujos irmãos, irmãs ou pais sofrem de asma têm maior probabilidade de desenvolver a doença. No entanto, este resultado foi contrariado por Prashanth (2011), que concluiu que a maioria das crianças não tinha historial familiar de asma.

No que diz respeito ao tabagismo do pai, mais de metade dos pais das crianças eram fumadores, este resultado coincidiu com o de muitos autores. Jie et al. (2011) que estudaram a influência dos ambientes interiores na asma e nos sintomas relacionados com a asma, Strachan e Cook (2012) que estudaram o tabagismo parental e a asma infantil, American Lung Association (2012), Environmental Protection Agency (2012), (2013), e Gonzalez-Barcala et al. (2013) que estudaram o impacto do tabagismo parental na asma infantil, e descobriram que as crianças com asma estabelecida, o tabagismo parental está associado a uma doença mais grave. Muitas crianças asmáticas tinham risco de exposição ao tabagismo parental no interior do agregado familiar e também podem aumentar o risco de exacerbações da asma nas crianças.

Também este resultado é apoiado por Goodwin e Cowles (2008), que estudaram o tabagismo doméstico e a asma infantil e concluíram que existe uma ligação entre o tabagismo parental ou o consumo de cigarros em casa e a asma infantil. Butz et al. (2011), que estudaram os factores associados à exposição ao fumo passivo em crianças jovens do centro da cidade com asma, e a American Lung Association (2013), que concluiu que mais de metade das crianças jovens do centro da cidade com asma estavam expostas ao fumo passivo e que os cuidadores são os principais fumadores em casa.

Do ponto de vista do investigador, o fumo do tabaco é um dos factores desencadeantes comuns da asma e o fumo do tabaco tem efeitos graves nas crianças asmáticas, mesmo que o pai fume noutra divisão da mesma casa. O Centro de Controlo e Prevenção de Doenças (2013) esclareceu o efeito do fumo em casa nas crianças asmáticas e afirmou que o nível de partículas remanescentes de nicotina continua suspenso no ar durante um período de tempo considerável, pelo que quando alguém fuma em casa noutra divisão ou quando abre uma janela não protege a criança da inalação do fumo

No que diz respeito às brincadeiras preferidas pelas crianças, menos de dois terços das crianças preferem jogos de esforço como correr, jogar futebol e saltar à corda. Este resultado coincide com o de Brockmann et al (2010), que estudaram a asma induzida pelo exercício, segundo a perceção dos doentes pediátricos e dos seus pais, e concluíram que a maioria das crianças asmáticas está disposta a fazer exercícios desgastantes, o que leva a que tenham frequentemente sintomas associados ao exercício. Também este resultado foi corroborado por Munoz et al (2008), que estudaram a asma induzida pelo exercício em crianças asmáticas e concluíram que a broncoconstrição induzida pelo exercício é comum em crianças asmáticas devido aos elevados níveis de atividade física na infância e ao facto de a maioria das crianças gostar de praticar jogos extenuantes.

Do ponto de vista do investigador, isto pode estar relacionado com alguns factores, o primeiro e o mais importante é o sexo da criança, normalmente os rapazes preferem jogos mais extenuantes. Outros factores são o hábito de a criança brincar fora de casa ou a incapacidade da mãe para controlar as actividades da criança ou a falta de instalações em casa

No que respeita à pessoa que cuida da criança, o presente estudo revelou que todas as pessoas que cuidam das crianças são as mães. Isto pode dever-se ao facto de a maioria das mães serem donas de casa. Também pode dever-se ao facto de não haver outras pessoas na família capazes de cuidar dessas crianças, como o pai ou outros irmãos, e de o pai passar a maior parte do tempo fora de casa, no seu trabalho.

Part IV Resposta da 1st Pergunta sobre os conhecimentos das mães acerca da asma

Relativamente aos conhecimentos das mães sobre a asma, o resultado do presente estudo mostrou que a maioria das mães não conhecia a definição de asma. Esse resultado coincide com o de Al-Awwadi et al. (2012), que constataram que mais de metade das mães não conhecia a definição de asma. Este resultado contradiz Zhao et al. (2013), que estudaram os conhecimentos, atitudes e práticas dos pais de crianças com asma em 29 cidades da China e concluíram que muitos pais sabiam que a asma é uma doença inflamatória crónica das vias aéreas induzida por alergénios e foram orientados sobre a natureza da doença.

No que respeita ao quadro clínico da asma, dois quintos das mães mencionaram de forma incompleta os sintomas da asma, como a tosse e a falta de ar. Este resultado é congruente com Zhao et al. (2013), que verificaram que os pais não tinham conhecimento sobre as manifestações clínicas da asma e os indicadores de ataques agudos. Do ponto de vista do investigador, as mães conhecem os sintomas comuns da asma que ocorrem nos seus filhos, mas não conhecem todos os sinais e sintomas.

Em relação ao conhecimento das mães sobre os factores desencadeantes da asma, quase dois terços das mães responderam de forma incompleta sobre os alergénios e os irritantes, mencionando apenas o pó e o fumo. Este resultado é corroborado por Biksey et al. (2011), que realizaram um estudo piloto com crianças asmáticas, os seus pais e o ambiente doméstico, e concluíram que os ácaros do pó da casa, os bolores e o fumo foram identificados pelos pais como factores desencadeantes da asma. Além disso, este resultado corresponde ao de Abdallah et al. (2012), que concluiu que a maioria das mães mencionou de forma incompleta os factores desencadeantes da asma, como apenas o pó e o fumo do cigarro. Por outro lado, este resultado não coincide com o de Al-Binali et al. (2010), que referiu que a maioria das mães reconheceu como factores desencadeantes da asma a constipação comum, as alterações climáticas e os insecticidas e a minoria mencionou o pó e o fumo.

Relativamente à prevenção de crises, mais de metade das mães mencionou informação incompleta sobre alergénios e irritantes para prevenir crises de asma. Este resultado coincide com o de Dellen et al. (2008), que concluíram que as crianças e as mães sabiam que, se evitassem os factores desencadeantes da asma, como os irritantes, poderiam reduzir o risco de uma crise de asma. No entanto, este resultado não coincide com o de Al-Binali et al. (2010), que concluíram que todas as mães responderam que a administração regular da medicação necessária evitaria os ataques de asma. Do ponto de vista do investigador, o facto de as mães só conhecerem os factores desencadeantes comuns da asma, como os alergénios e os irritantes, pode dever-se ao facto de os seus filhos não terem sido expostos a outros factores desencadeantes e de não lhes terem sido proporcionados programas educativos pela equipa de saúde.

Em relação à medicação para asma, mais de um terço das mães mencionou os broncodilatadores como medicação para asma. Este resultado contradiz Goka et al. (2008), que verificaram que a maioria das mães conhecia os medicamentos que controlam apenas os sintomas da asma como broncodilatadores. Também Handelman et al. (2010) verificaram que a maioria das mães conhece mais do que um tipo de medicação para os seus filhos, como broncodilatadores e anti-inflamatórios. Do ponto de vista do investigador, o facto de as mães não conhecerem todos os medicamentos para a asma pode dever-se ao facto de estarem interessadas em medicamentos que aliviam os sintomas do ataque em vez de curarem a inflamação crónica das vias aéreas.

Os resultados do presente estudo revelaram que mais de metade das mães não sabia a importância do nebulizador e a dose de medicação utilizada no mesmo. No que diz respeito à duração da sessão, metade das mães referiu uma duração incorrecta de 5 a 10 minutos. Este resultado está de acordo com Elewa (2009), que concluiu que a maioria das mães não conhecia a importância e a medicação utilizada no nebulizador. Também este resultado corresponde ao de Al awwadi et al. (2012), que referiu no seu estudo que o conhecimento das mães era fraco relativamente ao nebulizador.
Do ponto de vista do investigador, o facto de as mães desconhecerem o nebulizador pode dever-se ao aumento do número de crianças no ambulatório, o que faz com que não haja tempo disponível para os médicos ou enfermeiros darem educação para a saúde às mães sobre os dispositivos e os seus medicamentos. Para além do grande número de crianças, há uma escassez de aparelhos de nebulização. Por isso, não há hipótese de cada criança completar a sessão de nebulização. Assim, as mães observaram que a sessão de nebulização não excedeu a duração mencionada no ambulatório.

Relativamente ao conhecimento das mães sobre a importância do inalador. Mais de dois quintos das mães referiram que o inalador melhora a respiração da criança rapidamente e, em seguida, dois quintos não sabiam a importância do inalador. A grande maioria das mães não conhecia a medicação utilizada no inalador, as complicações do uso incorreto do inalador e mais de dois terços das mães não sabiam a importância do espaçador. Este resultado é apoiado por Deis et al. (2010), que estudaram o conhecimento dos pais e a utilização de medidas preventivas de cuidados com a asma em dois serviços de urgência pediátrica e concluíram que a maioria dos pais não tinha uma compreensão adequada dos benefícios do inalador, da sua medicação e da sua utilização adequada. Este resultado discordou de Zhao et al. (2013), que concluíram que a maioria dos pais conhece o uso adequado do inalador para os seus filhos.

Do ponto de vista do investigador, a maioria das mães não estava sensibilizada para a importância da utilização do inalador, pois pensavam que bastava uma inalação na boca da criança para melhorar a sua respiração. Este facto pode estar relacionado com a falta de programas educativos para elas, ou pode ser secundário à presença de um grande número de crianças na consulta externa, o que resulta numa sobrecarga para os médicos e enfermeiros, levando-os a fornecer informações incompletas às mães. Por outro lado, não havia meios de comunicação ilustrados sobre o uso do inalador disponíveis no ambulatório para as mães que sabem ler e escrever. Para além disso, a maioria das mães referiu que não dispunha de tempo suficiente para perguntar ao médico sobre qualquer assunto.

Relativamente às pontuações totais dos conhecimentos das mães, que variavam entre fraco, razoável, bom e muito bom, os resultados do presente estudo mostraram que a maioria das mães tinha poucos conhecimentos sobre a definição, os sintomas, a prevenção dos factores desencadeantes e a gestão da asma. Este resultado coincide com o de muitos autores, como Mahmoud (2008), Manuel et al. (2008), Dellen et al. (2008), Shivbalan et al. (2009), Elewa (2009), Al-Binali et al. (2010), Al-Awwadi, et al (2012), Zhao et al. (2013) e Zhang et al. (2013), que concluíram que os conhecimentos das mães são fracos no que respeita à evolução e à gestão da asma e que mais de metade dos pais de crianças asmáticas não faziam ideia da doença.

Este resultado contradiz Jones, et al. (2008) que estudaram os conhecimentos, as atitudes e as práticas dos pais de crianças asmáticas na Cidade do Cabo e concluíram que os pais tinham um nível razoável de compreensão das causas, do diagnóstico e da gestão da asma. Também Prashanth (2011), que estudou a eficácia de um programa de ensino estruturado sobre os conhecimentos relativos à asma brônquica e à sua gestão entre as mães de crianças asmáticas, concluiu que a maioria das mães tinha conhecimentos moderados sobre a asma e a sua gestão antes de participarem num programa de ensino sobre saúde.

O investigador pensa que a causa do fraco conhecimento das mães sobre a asma pode estar relacionada com a falta de disponibilidade de programas estruturados de educação para a saúde destinados a doentes asmáticos e às suas famílias por parte do pessoal médico, que não consegue arranjar tempo suficiente para lhes dar formação. Por outro lado, não há tempo suficiente para as mães fazerem perguntas aos enfermeiros ou aos médicos, devido ao facto de a clínica estar cheia de gente. Além disso, os médicos estão muito ocupados e, se respondem às mães, dão-lhes informações incompletas e muitas delas não têm interesse em perguntar sobre a doença da criança porque têm muitas responsabilidades em casa e querem sair do hospital o mais depressa possível

Parte IV Resposta à segunda pergunta sobre as práticas relatadas pelas mães em relação à asma

Relativamente às práticas das mães sobre a asma, no que diz respeito a informar o infantário sobre a doença das crianças, mais de três quartos das mães não informaram o infantário sobre a doença da criança, o que pode dever-se ao facto de muitas mães não saberem a importância de informar o infantário sobre os seus filhos.

Quanto à utilização de insecticidas e à limpeza da casa na presença ou ausência de crianças. O presente estudo revelou que mais de dois terços das mães limpam a casa na presença de crianças, enquanto mais de três quartos usam insecticidas na ausência de crianças. Este resultado discorda de Al-Binali et al. (2010) e Zhao et al. (2013), que concluíram que a maioria dos pais evita que os seus filhos sejam expostos a substâncias irritantes, como o pó da casa e os brinquedos de peluche. Do ponto de vista do investigador, a maioria das mães pensa que o pouco pó da casa não afecta as crianças e algumas mães disseram que as crianças podem sentar-se noutra divisão durante a realização das tarefas domésticas.

No que diz respeito a sentar a criança com convidados fumadores, mais de três quintos das crianças sentam-se com convidados fumadores, um resultado que contradiz Zhao, et al (2013) e Glover et al (2013), que concluíram que a maioria dos pais evita que os seus filhos sejam expostos ao fumo do tabaco e que a maior parte deles tem casas sem fumo. Isto pode estar relacionado com o facto de os pais se sentirem tímidos para afastar a criança dos hóspedes fumadores, enquanto a maioria não conseguiu convencer os seus filhos a afastarem-se dos hóspedes fumadores.

No que respeita aos cuidados prestados durante uma crise de asma. Mais de metade das mães referiu que dá a medicação prescrita aos seus filhos e, em seguida, mais de dois quintos vão imediatamente ao hospital. Este resultado é corroborado por Al-Binali et al. (2010) e Brown et al. (2010), que estudaram o papel dos pais na gestão da asma na primeira infância e concluíram que a grande maioria das mães respondeu dando medicamentos e indo ao médico durante as crises de asma. Do ponto de vista do investigador, isto pode dever-se ao receio das mães em relação às complicações crónicas e imprevisíveis dos ataques de asma.

Relativamente à utilização do nebulizador, a maioria das mães referiu que não lavava as mãos antes de utilizar o nebulizador, não limpava a máscara e não limpava nem guardava

a máscara num local limpo e seco após a utilização. Este resultado contrariou Miller et al. (2010), que referiram que a maioria dos prestadores de cuidados de crianças pequenas com asma demonstra uma utilização correta do nebulizador. Também este resultado discordou de Zhao et al. (2013), que concluíram que a maioria dos pais adere ao uso correto do regime de medicação e dos nebulizadores. Do ponto de vista do investigador, a maioria das mães pensa que o processo de limpeza não é importante porque não tocaram nas superfícies interiores da máscara, além de que esta máscara foi utilizada novamente pela mesma criança. Além disso, algumas mães esqueciam-se de lavar as mãos e muitas delas não conheciam os benefícios da lavagem das mãos.

Relativamente à dose de medicação na sessão de nebulização, cerca de três quintos das mães colocam a medicação de acordo com a prescrição médica. Do ponto de vista do investigador, isto pode estar relacionado com o facto de as mães seguirem a dose da medicação com precisão para evitar complicações, além de que a maioria das mães pensa que o passo mais importante no controlo e gestão da crise é dar uma dose exacta da medicação no nebulizador.

Relativamente à utilização do inalador, mais de dois terços das mães não verificaram a presença de pó no inalador, não agitaram bem o inalador, não pediram à criança para expirar, ou pediram à criança para respirar de 6 a 7 vezes depois de levantar a baforada, e não limparam o espaçador nem taparam o inalador depois de o retirarem da boca da criança. Este resultado corresponde ao de Elewa (2009), que constatou que mais de dois terços das mães tinham más práticas relativamente à utilização do inalador. Além disso, este resultado é congruente com Deis et al. (2010), que concluíram que os pais de crianças com asma persistente faziam uma utilização inadequada da terapêutica com corticosteróides inalados.

Do ponto de vista do investigador, o inalador é um dispositivo complexo para as mães e estas precisam de instruções pormenorizadas sobre a sua utilização correta, não havendo tempo suficiente para os médicos/enfermeiros explicarem a utilização correta do inalador e muitas mães pensam que basta dar uma passa do inalador para que a criança fique bem.

Relativamente à pontuação total das práticas das mães sobre a asma, a maioria das mães tinha más práticas. Estes resultados são corroborados por Mahmoud (2008), Manuel et al. (2008) e Elewa (2009), que concluíram que a maioria das crianças e as suas mães tinham más práticas no que respeita à utilização de nebulizadores, inaladores, realização de exercícios de respiração e tosse e fisioterapia torácica. Também Al-Binali et al. (2010) relataram que as mães de crianças asmáticas apresentavam comportamentos inadequados em relação ao manejo da asma. Zhao et al. (2013) descobriram que a prática geral das mães sobre a asma era pobre e que havia uma lacuna entre a prática recomendada e a prática real. (2008), que estudaram os conhecimentos, as atitudes e as práticas dos pais de crianças asmáticas na Cidade do Cabo e concluíram que existia um nível razoável de práticas de gestão da asma entre os pais de crianças asmáticas.

Do ponto de vista do investigador, a causa das más práticas de muitas mães em relação à asma é o fraco conhecimento das mães sobre o controlo e a gestão da asma, ou pode dever-se à falta de programas de formação educacional que deveriam ser disponibilizados no hospital para as mães de crianças com asma.

O presente estudo demonstrou que existe uma relação estatisticamente significativa entre a educação das mães e as práticas das mães sobre a asma. Este resultado coincide com o resultado de

Mahmoud (2008), que concluiu que existe uma relação estatisticamente significativa entre a pontuação da gestão dos cuidados e a educação das mães. Por outro lado, este resultado contradiz o de Tantawi et al. (2012), que concluiu que não havia diferença estatisticamente significativa entre as práticas das mães e as suas caraterísticas sociodemográficas, como a idade e a escolaridade.

Do ponto de vista do investigador, as mães instruídas tentam adquirir conhecimentos de diferentes fontes e aplicam-nos, perguntam habitualmente sobre o estado da criança e respondem rapidamente às instruções, alterando qualquer prática que possa prejudicar a criança.

O presente estudo mostrou que havia uma relação positiva estatisticamente significativa entre o conhecimento das mães e as práticas das mães, este resultado é apoiado por Mahmoud (2008), Al-Binali et al. (2010), que descobriram que havia uma relação estatisticamente significativa entre o conhecimento das mães sobre a asma e seu comportamento de gestão da asma. Além disso, este resultado coincide com o resultado de Zhao et al. (2013), que descobriram que foram identificadas consistências entre o conhecimento, as atitudes e as práticas dos pais.

Embora este resultado discorde de Rubin et al. (2013) que estudaram a relação entre o conhecimento e o comportamento relatado na asma infantil e descobriram que a relação entre o conhecimento e o comportamento sobre a asma não é linear e estes resultados sugerem que o conhecimento sobre a asma pode influenciar o comportamento, mas apenas sob certas condições. Do ponto de vista do investigador, as mães que têm conhecimentos decidem normalmente praticá-los.

CAPÍTULO VI

Resumo, conclusões e recomendações

Este capítulo fornece uma panorâmica do estudo e das suas conclusões significativas e apresenta algumas recomendações para investigação futura.

Resumo

A asma é uma das principais causas de morbilidade e mortalidade crónicas em todo o mundo, especialmente nas crianças. A asma causa mais internamentos hospitalares do que qualquer outra doença infantil. É tratável, mas ainda não é curável. A asma não é a mesma coisa que as alergias, mas as alergias causam asma e a asma pode ser fatal se não for controlada. Os obstáculos à redução do peso da asma incluem barreiras genéricas como a pobreza, a falta de educação sobre a doença, a falta de serviços de saúde e barreiras ambientais como a poluição do ar interior e exterior. As mães desempenham um papel fundamental na adaptação da criança à doença, em especial as crianças que sofrem de manifestações episódicas graves de asma, que sofrem de maior stress e ansiedade devido à sua doença e têm dificuldade em manter uma sensação de bem-estar.

Por conseguinte, o objetivo do presente estudo foi avaliar os conhecimentos e as práticas das mães de crianças com menos de cinco anos de idade com asma brônquica em ambulatórios de um dos hospitais pediátricos da Universidade do Cairo. Foi incluída uma amostra total de 70 mães de crianças com asma. Utilizou-se um desenho descritivo no presente estudo e os dados foram recolhidos através de um programa de entrevistas estruturado, desenvolvido pelo investigador e que incluía 4 partes: dados sociodemográficos da criança e da mãe, história de asma brônquica da criança e da família, conhecimentos e práticas das mães sobre a asma. Este instrumento foi preenchido pelo investigador. O estudo demorou cerca de 6 meses, desde agosto de 2011 até ao final de janeiro de 2012.

As principais conclusões do presente estudo foram as seguintes:- A.

Em relação à idade das crianças, mais de um terço das crianças tinha idade entre 4 < 5 anos, média de idade de 3,08 ± 1,35 e menos de dois terços das crianças (62,9%) eram do sexo masculino. Em relação à idade das mães, mais de dois quintos das mães (41,4%) tinham idade entre 26 < 30 anos, e mais de um terço das mães (37,1%) tinham diploma ou ensino médio.

Quase dois terços (64,3%) das crianças vivem em zonas urbanas. A maioria das crianças que vive em zonas urbanas e rurais não tinha animais em casa (100%, 88%, respetivamente). Houve uma diferença estatisticamente significativa entre as crianças que vivem em zonas urbanas e rurais relativamente à presença de animais em casa ($X^2 = 3,7$, p=0,05).

A maioria das crianças (80%) das zonas urbanas tem uma fonte de poluição fora de casa, enquanto a grande maioria das crianças (92%) das zonas rurais não tem qualquer fonte de poluição fora de casa. Metade das crianças que vivem em zonas urbanas e a minoria das crianças que vivem em zonas rurais têm uma fonte de fumo fora de casa (50%, 8% respetivamente). Verificou-se uma diferença estatisticamente significativa entre as zonas urbanas e rurais relativamente à fonte de poluição fora de casa e ao tipo de poluição (X2= 41,2, p=0,00, X2=51,9, P=0,04).

Relativamente à história da doença da criança, dois quintos das crianças (40%) têm asma desde os 3 anos ou mais, e mais de dois quintos das crianças (44,2%) têm quatro ou mais ataques por mês. Mais de três quartos das crianças (77,1%) não têm alergia alimentar. Três quintos das crianças (60%) têm história familiar de asma. Relativamente ao grau dos familiares que tinham antecedentes de asma, mais de metade das crianças (57,1%) tinha grau um. Mais de metade dos pais das crianças (54,3%) eram fumadores.

Mais de três quartos (78,6%) das crianças praticam todos os tipos de jogos, mais de três quartos das mães (78,6%) sabem que não há jogos proibidos para crianças asmáticas. A maioria das mães (97,1%) tem conhecimentos deficientes e a maioria (79,7%) tem práticas deficientes relativamente à asma

Verificou-se uma diferença estatisticamente significativa entre a pontuação média total dos conhecimentos das mães e a pontuação média total das práticas das mães (t = 21,1, p< 0,05). Verificou-se uma correlação positiva entre os conhecimentos das mães e as práticas das mães (r= 22, p=0,05). Verificou-se uma relação positiva entre a época de gravidade da asma e os conhecimentos das mães (r= 0,26, p=0,02).

Registou-se uma correlação positiva entre a educação das mães e as práticas das mães (r=0,24, p=0,04). Verificou-se uma correlação positiva entre a época de gravidade da asma e a frequência dos ataques (r=0,23, p= 0,04). Verificou-se uma relação positiva entre os conhecimentos e as práticas das mães e os sintomas de asma (r=0,31, 0,26, p= 0,007, 0,02).

Conclusão

À luz dos resultados do estudo, pode concluir-se que a maioria das mães tinha poucos conhecimentos sobre os sinais e sintomas da asma, os factores desencadeantes da asma e os medicamentos para a asma, e a maioria tinha más práticas no que se refere aos cuidados a ter com as crises, à utilização do nebulizador e do inalador. Verificou-se uma correlação positiva entre os conhecimentos das mães e as suas práticas.

Recomendações

luz das conclusões do presente estudo, sugerem-se as seguintes recomendações:

1. Enfermeiros:

- O enfermeiro deve proporcionar um programa de formação educacional periódico sobre a asma nos hospitais para que as mães compreendam e saibam como lidar com a asma como uma doença crónica, de modo a ultrapassar os desafios do controlo da asma.
- A enfermeira deve fornecer às mães panfletos educativos simples e cartazes sobre a utilização correta dos dispositivos de inalação em todas as consultas externas.

2. Filhos:

- Deve ser efectuado um controlo periódico das crianças com antecedentes familiares de asma.

3. Meios de comunicação social:

- As pessoas devem ser informadas através dos meios de comunicação social sobre os efeitos nocivos do tabagismo passivo em ambientes fechados e da poluição do ar exterior nas crianças asmáticas.

4. Outras investigações:

- Devem ser efectuados estudos semelhantes com uma amostra maior de crianças de diferentes idades e de diferentes regiões.
- Estudar o efeito de um programa educativo sobre asma para as mães nos seus conhecimentos e práticas.

REFERÊNCIAS

Abdallah, A. M., Sanusy, K. A., Said, W., & Hussein, A. M. Epidemiologia da asma brônquica em crianças de escolas preparatórias no distrito de Assiut, Egito. Jornal de Alergia Pediátrica Immunol. 2012, 2 (10): 109-117.

Associação Americana do Pulmão. (2013). Making the connection of asthma and air quality. Disponível em http//www.lung.org. Recuperado em 12/11/2013.

Academia Americana de Pediatria. (2013). Asma induzida pelo exercício na infância. Disponível em http://www.healthychildren.org. Recuperado em 5/10/2013.

Ackley, B.J., & Ladwig, G. B. (2009). Nursing diagnosis hand book: an evidence based guide to planning care (8thed.). New Youk: Mosby Elsevier com. p. 276.

Agência para o Registo de Substâncias Tóxicas e Doenças. (2013). Prevenção e gestão de doenças crónicas. Disponível em www.atsdr.cdc.gov. Recuperado em 13/1/2014.

Al - Awwadi, N. A., Ghafil, H. N., & Abd Al-Razaq, N. Conhecimentos das mães relativamente a crianças com asma brônquica. Departamento de Ciências Básicas, Faculdade de Enfermagem da Universidade de Thi-qar. Global Journal of Pure and Applied Science and Technology. 2012, 9(101): 25-43.

Al-Ghazawy, O. (2013). O perigo crescente da asma. Disponível em www.nature.com. Recuperado em 10/8/2013.

Ali, A., Sallam, M., Fathy, G., Mohy El Din, O., Awad, S. & Ahmed, A. Estudo epidemiológico da prevalência de asma brônquica e outras doenças atópicas em crianças em idade escolar no Egito. Revista Internacional de Investigação Académica, 2010, 2(4): 670-680.

Almqvist, C., Worm, M., & Leynaert, B. Impact of gender on asthma in childhood and adolescence (Impacto do género na asma na infância e adolescência). Biblioteca Nacional de Medicina. 2008, 63(1): 47-57.

Amato, G. D., Liccardi, & Cazzola, M. Poluição do ar exterior, alterações climáticas e asma brônquica alérgica. Biblioteca Nacional de Medicina. 2011, 20(3):763-776

Academia Americana de Pediatria. (2012). Sintomas crónicos de asma. Disponível em www.aap.org. Revisto em 10/8/2012

Academia Americana de Pediatria. (2012). Crescimento e desenvolvimento pré-escolar. Disponível em www.healthychildren.org. Recuperado em 18/9/20

Academia Americana de Pediatria. (2012). Social development in preschoolers Retrieved at 10/2012 from http//**www.healthychildren.org.**

Academia Americana de Alergia, Asma e Imunologia. (2012). Medicamentos para a asma em crianças. Disponível em http://www.aaaai.org. Recuperado em 22/8/2013.

Academia Americana de Alergia, Asma e Imunologia. (2013). Medicamentos inalados para crianças asmáticas. Disponível em http://www.aaaai.org. Recuperado em 22/8/2013.

Academia Americana de Alergia, Asma e Imunologia. (2014). Peak flow meter, Disponível em http://www.aaaai.org. Recuperado em 01/12/2014.

Aliança Internacional Americana de Saúde. (2012). Classificação da asma em crianças. Disponível em www.healthconnect-intl.org. Recuperado em 7/5/2013.

Associação Americana do Pulmão. (2012). Para pais com crianças que sofrem de asma. Disponível em http://www.lung.org. Recuperado em 8/4/2013.

Associação Americana do Pulmão. (2014). Baratas e pragas como factores desencadeantes da asma. Disponível em http//www.lung.org. Recuperado em 22/2/2014.

Associação Americana do Pulmão. (2013). Efeito da asma nas crianças. Retrieved Disponível em http://www.lung.org. Recuperado em 15/9/2013.

Associação Americana do Pulmão. (2011). Como utilizar o inalador com espaçador e máscara. Disponível em http://www.hpsm.org. Recuperado em 18/10/2012.

Associação Americana de Enfermeiros. (2014). Plano de cuidados de enfermagem de crianças asmáticas.
Disponível em http://www.nursingworld.org. Recuperado em 23/10/2014.

Asthma and Allergy Foundation of America. (2009). Long Controller Therapy for Asthma. Disponível em www.aafa.org. Recuperado em 12/10/2010.
Asthma and Allergy Foundation of America. (2010). Reliever inhaler - blue, green Disponível em http://www.aafa.org. Recuperado em 19/3/2012.
Asthma and Allergy Foundation of America. (2012). Incidência da asma na infância. Disponível em www.aafa.org. Recuperado em 28/7/2013.
Fundação Asma Nova Zelândia. (2012). Childhood Asthma Information (Informação sobre asma infantil). Disponível em http://asthmafoundation.org.nz. Recuperado em 17/6/2013.
Asthma Foundations Australia. (2010). Como utilizar o inalador com espaçador e peça bucal. Disponível em www.asthmaaustralia.org.au. Recuperado em 9/3/2011.
Asthma Foundations Australia. (2009). Inalador de medicamentos combinados - roxo ou vermelho. Disponível em http://www.asthmawa.org.au. Recuperado em 27/2/2010.
Centro de Saúde da Asma. 2011. História médica para asma infantil - visão geral do tópico. http://www.asthmacenter.org. Recuperado em 20/8/2012.
Sociedade de Asma do Canadá. (2010). Asthma medications and delivery devices (Medicamentos para a asma e dispositivos de administração).
Disponível em http://www.asthmameds.ca. Recuperado em 9/5/2011.
Buddiga, P. (2014). Fisiopatologia da asma. Disponível em www.incyclopedia.org. Recuperado em 5/1/2014.
Asthma Society of Canada, (2014). Common asthma triggers for children. Disponível em Recuperado em 16/10/2014.
Sociedade de Asma do Canadá. 2013. Air pollution & outdoor asthma triggers, Disponível em http://www.asthma.ca. Recuperado em 22/12/2013.
Bacharier, L. B. International consensus on pediatric asthma, Europian Journal of Asthma and Clinical Immunology. 2012, 8 (67): 1-6.
Bailey, W. (2014). Prevenção de gatilhos na asma. Disponível em http/www.asthma.org. Recuperado em 19/3/2014.
Barcalaa, G., Pertegab, O., Sampedroc, M., Lastresd, J. S., Jose, M. A., & Bamondec, G. L. Impact of parental smoking on childhood asthma. Biblioteca Nacional de Medicina. Instituto Nacional de Saúde. 2013, 89(3): 294-309.
Bass, P. (2010). Compreender os factores desencadeantes da asma é a chave para a prevenção da asma.
Disponível em http://www.asthma.org. Recuperado em 17/3/2011.
Beevi, A. (2012). Plano de cuidados de enfermagem em pediatria. (1st ed). Londres: Santa com. Pp., 67- 75.
Ben Joseph, E. P. (2014). Uso de inalador ou nebulizador para crianças. www.kidshealth.org. Recuperado em 8/6/2014.
Bijanzadeh, M., Mahesh, P. A., & Ramachandra, N. B. An understanding of the genetic basis of asthma, The Indian Journal of Medical Research. 2011, 134(2): 149-161.
Biksey,T., Susan, Z., & Felicia, W. Disparidades na comunicação de riscos: um estudo piloto de crianças asmáticas, seus pais e ambientes domésticos. Journal of the National Medical Association, 2011, 5 (103): 388-391.
Bowden, R., & Greenberg, C. (2010). Cuidados de enfermagem em pediatria. (3rd ed). London: Mosby com, p.99.
Boyse, K., & Mohammed, L. (2010). Social development of toddler (Desenvolvimento social da criança). Disponível em
www.healthychildren.org. Recuperado em 15/3/2011.
Brandt, E. A & Rasmussen, C. K. (2010). What makes a child's asthma worse Disponível em http://www.netdoctor.org. Recuperado em 20/5/2011.
Brennan, D. (2013). Tratamento da desidratação em crianças. Disponível em www.webmd.com Recuperado em 30/6/2013.
Jornal Britânico de Enfermagem Escolar. Inovações e melhores práticas para melhorar a asma

outcomes. 2011, 6 (9):453-457.
Sociedade Britânica do Tórax. (2011). Diretrizes sobre a gestão da asma. Disponível em http://www.brit-thoracic.org.uk. Recuperado em 14/5/2012.
Brockmann, P., Fodor, D., Caussade, S., Campos, E., & Bertrand, p. Exercise induced asthma as perceived by pediatric patients and their parents. Journal of Allergy and Clinical Immunology. 2010,134(6): 743-748.
Brook, U., Weitzman, A., & Wigal,J. K. Parental anxiety associated with a child's bronchial asthma. Journal of Asthma, Allergy & Immunology, 2009 5(1): 1520.
Brown,N., Fowler, C., & Gallagher, R. O papel dos pais na gestão da asma na segunda infância: Uma consideração importante nos cuidados crónicos. Iran Journal of Allergy Asthma and Immunol, 2010, 17 (2): 71-76.
Butz, A. M., Halterman, J. S., Bellin, M., Tsoukleris, M., Donithan, M., & Kub,J. Factores associados à exposição ao fumo passivo em crianças jovens com asma do centro da cidade. Biblioteca Nacional de Medicina. 2011, 48(5): 449-57.
Busse, P. J. (2013). Máquina de dispositivo de nebulização. Disponível em www.midlineplus.gov. Recuperado em 9/9/2013.
Bye, M. R. (2012). Papel dos pais em relação à criança com asma. Disponível em www.emedicine.medscape.com. Recuperado em 12/11/2013.
Associação Médica Canadiana. (2010). Como utilizar o inalador e o espaçador para crianças. Disponível em www.asthma.ca. Recuperado em 17/9/2010.
Castro, H., Rio-Navarro, D., & Monge, S. Factores de risco na alergia alimentar. Biblioteca Nacional de Medicina. 2009, 56(5): 158-64.
Centro de Controlo e Prevenção de Doenças. (2011). Saúde oral das crianças. Disponível em http/Zwww.cdc. gov. Recuperado em 18/5/2012.
Centro de Controlo e Prevenção de Doenças. (2012). Factos sobre o bolor e a humidade Disponível em http://www.cdc.gov. Recuperado em 3/6/2013.
Centros de Controlo e Prevenção de Doenças. (2014). Como podem ser prevenidos os ataques de asma. Disponível em http://www.cdc.gov. Recuperado em 18/6/2013.
Cherry, K. (2014). As fases do desenvolvimento psicossexual de Freud. Disponível http://www.simplypsychology.org. Recuperado em 10/1/2014
Cherry, K. (2012). Iniciativa versus culpa - terceira fase do desenvolvimento psicossocial. Disponível em www.psychology.org. Recuperado em 5/5/2013.
Covar, R. A., Strunk, R., Zeiger, R. S., Wilson, L. A., Liu, A. H., & Weiss, S., Predictors of Remitting, Periodic, and Persistent Childhood Asthma (Preditores de asma infantil remitente, periódica e persistente). Biblioteca Nacional de Medicina. 2010, 125(2): 359-366.
Covar, R., Weber, R., & Mullen, A. (2012). Tratamento anti-IgE para criança asmática. Disponível em http://www.nationaljewish.org. Recuperado em 20/2/2014.
Deis, J. N., Spiro, D. M., Jenkins, C. A., Buckles, T. L., & Arnold, D. H. Parental knowledge and use of preventive asthma care measures in two pediatric emergency departments. Journal of Asthma. 2010, 47 (5): 551-556.
Dellen, A., Bndels, O., Bruil, C., & stronks, K. Asthma beliefs mothers and children from different ethnic origin living in Amsterdam. Public Health Journal. 2008, 83(8): 1-4.
Drutz, J. E. O exame físico pediátrico: princípios gerais e normas medidas. Disponível em http://www.Asthma.org. Recuperado em 9/7/2012.
Durani, Y. (2012). Espirometria para crianças. Disponível em http://kidshealth.org. Recuperado em 6/4/2013.
Elewa, A. A. (2009). Stressores e padrões de coping de crianças asmáticas e suas mães: efeito da intervenção de enfermagem. (dissertação de doutoramento não publicada). Faculdade de Enfermagem, Universidade Ain Shams.
Elizabes, T. (2009). Programa de controlo da asma para crianças. Disponível em www.dhhs.nh.gov. Recuperado em 17/2/2012.
Elnaggar, M. (2009). Pediatric Critical Care, (3rd ed). Cairo: Imprensa comercial Elharam. Pp. 30-

35
Elsaid, Z. A., Hamza, R. T., Sayed, N. A., & Mahmoud, N. H. Efeito do crescimento e da puberdade de corticosteróides inalados em crianças e adolescentes asmáticos egípcios. Biblioteca Nacional de Medicina. 2010, 13(20): 977-984.
Observatório da Saúde Ambiental. (2013). Factores desencadeantes da asma no exterior. Disponível em
http://www.ehw.org. Recuperado em 19/1/2014.
Agência de Proteção do Ambiente. (2012). Gatilhos da asma: ganhar controlo. Disponível em http//www.epa.gov. Recuperado em 7/4/2013.
Agência de Proteção do Ambiente. (2013). Factos sobre a asma para crianças. Disponível em http://www.epa.gov. Recuperado em 16/1/2014
Evansa, K. A., Haltermanb, J. S., Hopkec, P. K., Fagnanob, M., & Richa, D. Q. Increased ultrafine particles and carbon monoxide concentrations are associated with asthma exacerbation among urban children. Universidade de Medicina e Odontologia de Nova Jersey. 2014, 11(129): 11-19.
Farber, H. J. (2013). Diretrizes de cuidados para a asma pediátrica. Disponível em http://www.texaschildrenshealthplan.org. Recuperado em 19/7/2013.
Gaffin, J. M., Sheehan, W. J., Morrill, J., Cinar, M., Irene, M., & Coughlin, B., Tree nut allergy, egg allergy, and asthma in children (Alergia a nozes, alergia a ovos e asma em crianças). Biblioteca Nacional de Medicina.
2011, 50(2): 133-139.
Galanes, S. (2012). Troca de gases prejudicada, ventilação ou perfusão desequilibrada Disponível em http//www.asthma.org. Recuperado em 30/7/2013
Gartner, C, e Gavin, M. L. 2013. Fadiga crónica em crianças. Disponível em http://kidshealth.org. Recuperado em 2/8/2013.
Gavin, M. L. (2013). As crianças em idade pré-escolar precisam de brincar. Disponível em www.healthychildren.org. Recuperado em 10/11/2013.
Gelfand, J. L. (2012). Hazards of smoking on asthmatic children (Riscos do tabagismo em crianças asmáticas). Disponível em http://www.webmd.com. Recuperado em 20/7/2012
Ghai, O., Paul, V. k., & Bagga, A. (2009). Essencial de Pediatria. (7ª edição).
Nova Deli: Thomas Press Com. Pp. 510-51
Gilliland, F. D. Outdoor air pollution, genetic Susceptibility, and asthma management : opportunities for intervention to reduce the burden of asthma. Jornal Oficial da Academia Americana de Pediatria. 2013, 123(3): 168-173.
Iniciativa Global para a Asma. (2012). Estratégia global para a gestão e prevenção da asma. Disponível em http://www.ginasthma.org. Recuperado em 15/1/2013.
Glover, M., Hadwen, G., Chelimo, C., Scragg, R., Bullen, C., & Gentles, D. Parent versus child reporting of tobacco smoke exposure at home and in the car. Jornal da Associação Médica da Nova Zelândia. 2013, 126 (1375): 37-47.
Goka, B. Q., Hesse, A., & Oliver,J. O. The characteristics, knowledge, beliefs and practices of parents, guardians of children with asthma, Ghana Pediatric Journal. 2009, 38(3): 109-115.
Goodwin, R. D., Cowles, R. A. Household smoking and childhood asthma in the United States: a state-level analysis (Fumo doméstico e asma infantil nos Estados Unidos: uma análise a nível estatal). Biblioteca Nacional de Medicina. 2008, 45(7): 607-10.
Cooperativa de Saúde do Grupo. (2010). Diretrizes de diagnóstico e tratamento da asma.
Disponível em https://provider.ghc.org. Recuperado em 9/5/2011.
Han, Y., Lee,Y., Guo, L. Y. Factores de risco ambientais interiores e variação sazonal da asma infantil. Biblioteca Nacional de Medicina. 2009, 20(8): 748-756.
Handelman, L., Rich, M., Bridgemohan, C. F., & Schneider. L. Understanding pediatric inner-city asthma: an explanatory model approach. Jornal Oficial da Associação para o Tratamento da Asma. 2010, 2 (41): 167-171.
Hedlin, G., Konradsen, J., & Bush, A. An updates on pediatric asthma European Respiratory Journal. 2012, 21(125): 175-185.

Hendryx, M., Gurka, M., Ahern, M., e Putman, H. (2012). Asma infantil em área urbana rural. Centro de Investigação em Saúde Rural da Virgínia Ocidental. 2012. Disponível em http://publichealth.hsc.wvu.edu. Recuperado em 5/10/2012.
Hockenberry, M. (2009). Essentials of pediatric nursing (7ª ed). Índia: Sanat Printer pp. 473-484
Homann, J. (2012) Pharmacology Updates in Pediatric Asthma. Disponível em http://www.colosrc.org. Recuperado em 5/7/2013.
Hossny, E. M., Hasan, Z. E., Allam, M. F., & Mahmoud, E. S. Analysis of filed data of a sample of Egyptian children with bronchial asthma, Egypt Journal of Pediatric Allergy Immunol. 2009, 7(2): 59-64.
Jackson, D. J., & Lemanske, R. F. The role of respiratory virus infections in childhood asthma inception. Immunol and Allergy Clinic of North America. 2010, 30(4): 513-522.
James, T. C. (2014). Existe uma ligação entre a asma e o refluxo ácido. Disponível em **http://www.mayoclinic.org.** Recuperado em 7/12/2013.
Jie, Y., Ismail, N.H., Jie, X., & Isa, Z. M. Do indoor environments influence asthma and asthma-related symptoms among adults in homes. Biblioteca Nacional de Medicina. 2011, 110(9): 555-563.
Jones, S., Weinberg, M., Ehrlich, R., Roberts, K. Knowledge, attitudes, and practices of parents of asthmatic children in Cape. Journal of Asthma. 2008, 6(37): 519528.
Kaneshiro, N. K. (2012), Allergies, asthma, and pollen (Alergias, asma e pólen). Disponível em www.nlm.nih.gov. Recuperado em 9/5/2013
Kewalramani, A., & Bollinger, M. E. The impact of food allergy on asthma (O impacto da alergia alimentar na asma).
Journal of Asthma and Allergy.2010, 2010 (3): 6-74.
Khajotia, R. Classifying asthma severity and treatment determinants (Classificação da gravidade da asma e determinantes do tratamento). O Jornal Oficial
Jornal da Academia de Médicos de Família. 2008, 3(3): 131-136
Kovesi, T., Schuh, S., Spier, S., Bёшьё, D., Carr, S., & Watson, W. Conseguir o controlo da asma em crianças em idade pré-escolar. Biblioteca Nacional de Medicina. 2010, 182(4): 172-183.
Kunzli, N. Is air pollution of the 20th century a cause of current asthma hospitalizations. Journal of Asthma and Allergy Immunol. 2012, 67(1): 250-261.
Kyle, T. (2008), Essentials of Pediatric Nursing. (6th ed). Philadelphia: Lippincott Com. Pp. 587-596.
Leach, T. 2012. Exame respiratório pediátrico. Disponível em www.asthma.org. Recuperado em 3/1/2013.
Loengard, A. (2013). Asma induzida por aspirina como gatilho da asma. Disponível em http://www.asthma.org. Recuperado em 5/2013
Agência de Informação sobre o Pulmão e a Asma. (2013). Variações sazonais na asma, Disponível em http://www.laia.ac. Recuperado em 10/2013
Luxner, K. (2010). Plano de cuidados de enfermagem pediátrica de Delmar. (5ª ed). Estados Unidos: mosby com. p.265.
Mahmoud, K. M. (2008). Cuidados com a criança pré-escolar asmática em casa. (dissertação de mestrado não publicada). Faculdade de Enfermagem, Universidade Ain Shams. pp. 60-66.
Mannheim, J. K., & Zeive, D. (2010). Toddler growth and development (Crescimento e desenvolvimento da criança). Disponível em http://www.athenshealth.org. Recuperado em 12/6/2011.
Manuel, M. S., Duarte, N., Alexandre, F., Albuquerque. O., Scheinmann, P., & Poisson-Salomon, A. Conhecimentos, atitudes e comportamentos dos pais de crianças asmáticas em Maputo. Biblioteca Nacional de Medicina. 2008, 41(5): 533538.
Marcia, L., Patricia, A., Ball, W., & Bindler, C. (2008). Maternal and Child Nursing Care, (2nd ed). New Jersey: Pearson Education com. Pp. 1413-1425.
Markham, L. (2012). Idade e fases: crianças em idade pré-escolar. Disponível em www.ahaparenting.org. Recuperado em 8/9/2013.
McLeod, S. (2012), Estágios psicossexuais da teoria de Freud. Disponível em

http://www.simplypsychology.org. Recuperado em 8/9/2012.
Mticham, k. (2012). Asma e alergia pediátrica, sinais e sintomas. Disponível em www.mitchamcommunityhouse.org. Recuperado em 5/2/2013.
Munoz, M. F., Antelo, P. L., Jarabo, M. R, Barrio, M. I., Martinez, M. C., & Esteban, M. M. Asma induzida pelo exercício em crianças asmáticas: Factores predisponentes. Iran Journal of Allergy Asthma and Immunol. 2008, 36(3): 123-127.
Associação Nacional de Desporto e Educação Física. (2013). Brincadeiras e Exercício. Disponível em http://www.aahperd.org. Recuperado em 2/2014.
Conselho Nacional de Asma da Austrália. (2014). Sintomas e factores desencadeantes da asma. Disponível em http://www.nationalasthma.org.au. Recuperado em 8/2/2014
Serviço Nacional de Saúde. (2012). Asma em crianças - Sintomas. Disponível em **http://www.nhs.uk.** Recuperado em 18/5/2013.
Instituto Nacional do Coração, Pulmão e Sangue. (2011). diretrizes para o diagnóstico e gestão da asma. Disponível em www.nhlbi.nih.gov. Recuperado em 9/2/2012.
National Heart Lung & Blood Institute (2012). diretrizes para o diagnóstico e tratamento da asma. Disponível em www.nhlbi.nih.gov. Recuperado em 19/8/2012
Instituto Nacional de Saúde. (2011). Gestão da asma pediátrica. Disponível em www.nih.gov. Recuperado em 2/6/2012.
Instituto Nacional de Saúde. (2013). Visitas de acompanhamento da asma. Disponível em http://www.nhlbi.nih.gov. Recuperado em 8/1/2014.
Institutos Nacionais de Saúde. (2012). Manejo da asma em crianças. Disponível em www.nih.gov. Recuperado em 4/2/2013.
Conselho Nacional da Asma da Austrália. (2012). Asthma and air pollution in children (Asma e poluição do ar em crianças). Disponível em www.nationalasthma.org. Recuperado em 6/1/2013.
Serviço Nacional de Prescrição. (2014). Dispositivos utilizados com medicamentos para a asma. Disponível em
em http://www.nps.org.au. Recuperado em 18/2/2014.
Departamento de Saúde e Serviços Humanos de New Hampshire. (2009). Gestão da asma em pediatria. Disponível em www.dhhs.state.nh.us. Recuperado em 9/8/2009.
Associação Norte-Americana de Diagnósticos de Enfermagem. (2012). Diagnóstico de enfermagem da NANDA para asma. Disponível em http//www.nanda.org. Recuperado em 10/2/2013.
Norwood, V. K. (2014). Tratamento da crise aguda de asma em crianças. Disponível em http:// www.asthma.org. Recuperado em 11/12/2014.
Oguejiofo, N. (2010). Tipos de asma brônquica em crianças. Disponível em www.kidshealth.org. Recuperado em 3/4/2011.
Fundação Médica de Palo Alto. (2014). Medicação inalada para a asma. Disponível em http://www.pamf.org. Recuperado em 8/2/2014.
Panse S. (2012). Plano de aulas sobre descanso e sono para crianças em idade pré-escolar: aprender a importância de
sono Disponível em www.brighthubeducation.org. Recuperado em 20/8/2013.
Pantley, E. (2012). Diga adeus ao seu visitante noturno. Disponível em www.healthychildren.org. Recuperado em 7/3/2013.
Papadopoulos, N. G., Arakawa, H., Carlsen, K. H., Custovic, A., Gern. J., & Lemanske, R. International consensus on pediatric asthma. Jornal Europeu de Alergia e Imunologia Clínica. 2012, 67(8): 976-997.
Pearcea, N., Pekkanen, J., & Beasleya, R. (2013). How much asthma is attributable to atopy (Quanta asma é atribuível à atopia). Disponível em www.healthychildren.org. Recuperado em 8/1/2014.
Pierre, C. (2014). A dieta anti-asma para crianças asmáticas. Disponível em http://www.asthma.org. Recuperado em 1/2/2014.
Pike, R., & Bethesda, M. (2013). Asma persistente grave e tabagismo. Disponível em http://www.the-aps.org. Recuperado em 10/ 9/2013.

Plaut, T. F. Basic elements of asthma education (Elementos básicos da educação sobre asma). American Journal of Asthma and Allergy for Pediatricians (Jornal Americano de Asma e Alergia para Pediatras). 2008, 4(4): 104-112.
Prashanth, P. V. Effectiveness of structured teaching programme on knowledge regarding bronchial asthma and its management among mothers of asthmatic children. Revista Internacional de Educação em Enfermagem. 2011, 1(3): 74-78.
Pruitt, B., & Lawson, R. Assessing and managing asthma. Nursing Journal. 2011, 41(5), 46-52.
Roach, E., e Bhaskaranand, N. A study on the effectiveness of an educational package on the knowledge of mothers of asthmatic children on bronchial asthma. Jornal de Biologia, Agricultura e Cuidados de Saúde. 2012, 2(10): 25-31.
Robert. H, Liml, Kobzik.L, & Dah. M. Risk for asthma in offspring of asthmatic mothers versus fathers (Risco de asma em filhos de mães e pais asmáticos). Public Library of Science. 2010, 5(4): 1-55.
Rodriguez, A., Vaca, M., Oviedo, G., Erazo, S., Chico, M. E., & Teles, C., A urbanização está associada à prevalência de asma infantil em diversas e pequenas comunidades rurais do Equador. Biblioteca Nacional de Medicina. 2011, 66(12): 1043-1050.
Rubin, D. H., Bauman, L. J., & Lauby, J. L. The relationship between knowledge and reported behavior in childhood asthma. Journal of asthma and clinical immunology. 2013, 10(6): 307-12.
Salama, A. A., Mohammed, A. A., El okda, E. & Said, R. M. Qualidade dos cuidados prestados às crianças asmáticas egípcias, Italian Journal of Pediatrics. 2010, 90(3),10401046.
Sales, J., Fivush, R., & Teague, G. W. The role of parental coping in children with asthma's psychological well-being and asthma related quality of life. Journal of pediatric psychology. 2008, 33(2): 208-21.
Sawicki, G. S., Strunk, R. C., Annett, R.,Weiss,S., & Fuhlbrigge, A. L. Patterns of inhaled corticosteroid use and asthma control in the Childhood. Journal of Asthma and Allergy Immunol. 2010, 104(1): 30-35.
Schultz, E. (2011). Os pais subestimam os sintomas de asma das crianças. Disponível em http://www.reuters.com. Recuperado em 8/10/2011.
Sawicki, G., & Haver, K. (2013). Sintomas e diagnóstico de asma em crianças,
Disponível em http://www.asthma.org. Recuperado em 30/8/2013.
Rede de Diretrizes Intercolegiais Escocesas. (2011). Asthma in children and young people (Asma em crianças e jovens). Disponível em www.healthcareimprovementscotland.org. Recuperado em 10/7/2011.
Schwartz, M. (2014). Alergia alimentar, o que os pais devem saber. Disponível em www.foodallergykidsatl.org. Recuperado em 3/1/2014.
Shaaban, H., Abd El-Monem, E., Wafy, S. M., & Mousa, M. Factores de risco para a asma infantil: quais podem ser evitados? Um estudo de caso-controlo. Egyptian Journal of Bronchology. 2012, 6(1): 25-36.
Shah. R. (2010). Constipação frequente, constipações comuns e rinite alérgica encontram resultados fantásticos na homeopatia. Disponível em http://www.lifeforce.int. Recuperado em 5/11/2011.
Sharma, G. D. (2012). Symptoms of asthma in children, Disponível em www.kidshealth.org. Recuperado em 13/6/2013.
Sharma, G. D., & Bye, M. R. (2013). Pediatric asthma diagnosis and management. Disponível em www.kidshealth.org. Recuperado em 3/10/2013.
Simon, H., & Zieve, R. (2013). Asma em crianças. Disponível em
www.healthychildren.org. Recuperado em 4/9/2013.
Snuggs, C. (2008). Aprendizagem através do jogo em crianças em idade pré-escolar. Disponível em www.elcajoncollaborative.org. Recuperado em 1/2/2009
Stewart, D. (2013). A importância do tempo de brincar para os bebés. Disponível em
http://www.ehow.org. Recuperado em 7/8/2013.
Stout, J. W., Smith, K., Zhou, C., Solomon, C., Dozor, A. J., & Garrison, M. M. Effectiveness of online spirometry training in improving asthma care. Journal of Pediatrics. 2011, 12(2): 1-8.

Strachan, D. P., & Cook, D. G. Parental smoking and childhood asthma: longitudinal and case-control studies. Post Graduate Medical Journal. 2008, 53(3): 204 - 212.
Sturtevant, J. (2013). AINEs como factores desencadeantes de asma em crianças. Disponível em www.medsafe.gov. Recuperado em 4/7/2013.
Sydney Children's Hospital Randwick. (2010). Children's asthma a resource pack for parents and carers (Asma infantil: um pacote de recursos para pais e cuidadores). Disponível em www.mhcs.health.nsw.gov.au. Recuperado em 6/1/2011.
Tanski, S., & Garfunkel, L. C. (2010). Avaliação de crianças asmáticas. Disponível em http://brightfutures.aap.org. Recuperado em 5/10/2012.
Tantawi, H., Adly, R., & Fathy, Z.. Effect of educational guidelines program on asthmatic children and their mothers (Efeito do programa de diretrizes educativas em crianças asmáticas e suas mães). Journal of American Science. 2012, 10 (8): 854-859.
Teague, G., Lil, H., LiL, X., Agostino, R., Castro, M., & Curran-Everett, D. Identification of asthma phenotypes using cluster analysis in the severe asthma research program. American Journal of Respiratory and Critical Care Medicine. 2010, 181(4): 315-323.
O Centro de Asma. (2010). Incidência de asma pediátrica. Disponível em http//www.asthmacenter.org. Recuperado em 9/6/2012.
O Centro de Asma. (2011). Environmental avoidance of allergens and irritants Disponível em http://www.theasthmacenter.org. Recuperado em 17 /10/2012.
O Centro de Asma. (2013). Pediatric asthma or asthma - children, Disponível em http://www.asthmacenter.org. Recuperado em 15/9/2013.
A Fundação da Clínica Cleveland. (2013). Compreender a asma no interior e no exterior accionadores. Disponível em http://clevelandclinic.org. Recuperado em 20/12/2013.
A Universidade do Arizona. (2013). História pediátrica e exame físico. Disponível em http://www.peds.arizona.edu. Recuperado em 2/9/2013.
Tinkelman, D. (2012). Tipos de asma infantil. Disponível em www.nationaljewish.org. Recuperado em 5/1/2013.
Vacik, S. (2013). Asma e doença do refluxo gastro eosofágico. Disponível em www.healthychildren.org. Recuperado em 7/9/2013.
Valerio, M. A., Andreski, P. M., Schoeni, R. F., & McGonagle, K. A. Examining the association between childhood asthma and parent and grandparent asthma status: Implications for Practice. American Journal of Respiratory and Critical Care Medicine. 2010, 49(6): 535-541.
Vermeulen, J. (2012). Asma brônquica em crianças. Disponível em www.asthma.co.za. Recuperado em 7/3/2013.
Wang, J., & Liu, A. H. Food allergies and asthma in children (Alergias alimentares e asma em crianças). Jornal de Alergia e Imunologia Clínica. 2013, 11(3): 249-254.
Warren, J. (2011). Habilidades motoras grossas para crianças pequenas. Disponível em www.kidshealth.org. Recuperado em 30/5/2012.
Departamento de Saúde e Recursos Humanos da Virgínia Ocidental. (2009). Partes de dispositivos espaçadores e de um insuflador. Disponível em http://www.wvasthma.org. Recuperado em 6/8/2010
Weness, C. (2014). Gestão da asma para crianças, a forma nutricional. Disponível em http://www.kidshealth.org. Recuperado em 9/2/2014.
Whaley, E. A., & Wong, D. L. (2010). Essencial de enfermagem pediátrica (6th ed). New York: Mosby com. Pp. 610-611.
Organização Mundial de Saúde. (2008). A saúde das crianças e o ambiente. Pacote de formação para o sector da saúde. Disponível em www.who.int. Recuperado em 21/12/2009.
Organização Mundial da Saúde. (2013). Asma brônquica em crianças. Disponível em http://www.who.int. Recuperado em 7/6/2013.
Organização Mundial da Saúde. (2014). Doenças respiratórias crónicas em crianças. Disponível em http://www.who.int. Recuperado em 15/12/2013.
Xiang, L., Zhang, Q., & Beijing, K. L. Atopia em crianças pequenas com asma, World Journal of

Pediatrics. 2008, 3(4): 83-85.
Zedan, M., Settin, A., Farag, M., EL Bayoumi, M., Ezz-Elregal, M., & Abd-Elkader, A. How do egyptian children describe asthma symptoms. Egyptian Journal of Bronchology (Jornal Egípcio de Broncologia). 2009, 3(1): 74-80.
Zedan, M., Zedan, M. M., & Fouda, A. Tratamento orientado pelo fenótipo clínico em doentes asmáticos: uma evidência. Jornal Egípcio de Broncologia. 2011, 5(1): 8-10.
Zedan. M. M, Ezz El Regal. M, Osman. E. A, & Fouda. A. E. Steroid phobia among parents of asthmatic children (Fobia de esteróides entre pais de crianças asmáticas). Iranian Journal Of Allergy Asthma and Immunology (Jornal Iraniano de Alergia, Asma e Imunologia). 2010, 3 (2): 147-153.
Zhang, L., Costa, M., Avila, L., Bonfanti, T., & Ferruzzi, E. Conhecimento sobre asma entre pais de crianças asmáticas no momento da admissão em um serviço especializado. Journal of Asthma. 2013, 6 (51): 342-347.
Zhao, J., Shen, k., Xiang, L., Zhang, G., Xie, M., & Bai, J. The knowledge, attitudes and practices of parents of children with asthma in 29 cities of China. World Journal of Pediatrics. 2013, 1 (13):1-4.

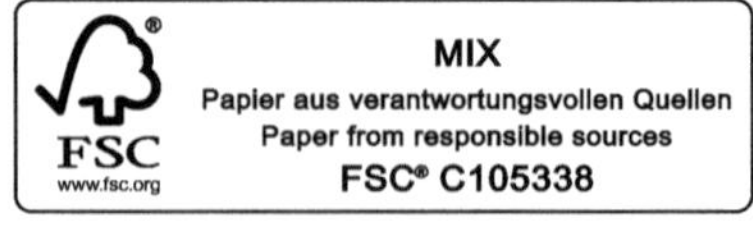

Printed by Books on Demand GmbH, Norderstedt / Germany